**체력**과 **수명**을 늘리는 방법

# 체력과 수명을
# 늘리는 방법

의학박사 안상규 지음

도곡

필자는 60대 중반을 넘어서 심각한 건강상 문제를 겪고 평생 해오던 일을 접은 후에 단전舟田 호흡 수련을 처음으로 시작했다. 건강관리 차원에서 단전호흡 수련을 시작했지만 단기간에 걸쳐 몸과 마음의 변화를 겪으며 현대의학으로 설명하기 어려운 여러 가지 생리적 경험을 하게 되었다. 수련의 경지가 깊어지며 몸의 생리적 변화가 더욱 커졌다. 생리적인 변화는 의학적인 상식과 삶의 의미를 근본적으로 바꾸기에 충분하다고 생각되어 기록으로 정리하게 되었다.

현대의학이 잘 아는 폐호흡과 혈액순환과는 별도로 생리적으로 단전호흡과 기 순환이 누구에게나 이루어지고 있음을 밝히고, 그동안 단전호흡 수련에서 얻은 경험을 〈건강하고 행복하게 사는 단전호흡법〉(도서출판 亞松, 2009)과 〈생로병사의 비밀 단전호흡과 기氣 순환〉(태웅출판사, 2011)을 통하여 단전호흡의 원리를 밝히려 노력했다.

〈체력의 생성과 심장의 기능을 극대화하는 호호! 기 순환 운동법〉(도서출판 도곡, 2015)을 통하여 단전호흡과 기 순환이 생체전기를 생산하여 체력을 만드는 과정임을 밝히고, 체력의 생산을 극대화하고 심장을 효과적으로 단련할 수 있는 운동법을 제시했다.

〈체력과 수명을 늘리는 방법〉에서는 체력의 생성을 극대화하는 방법, 바른 마음과 자세, 활성산소, 면역력, 질병과 통증의 효과적인 치료, 변형된 체형을 바로잡는 방법, 건강의 유지, 유산소 운동과 무산소 운동, 생로병사 문제, 깨달음 등 삶의 원리를 제시한다. 또한 단전호흡과 심장의 기능과의 관계를 상세히 설명하고 심혈관 질환을 효과적으로 치료하고 심장을 튼튼히 하는 방법을 제시한다.

건강하게 오래 사는 것은 인간이 바라는 행복의 척도 중 하나이다. 건강하고 행복한 삶은 육체적 질병뿐 아니라 정신적, 사회적 그리고 영적으로 질병이 없는, well-being 상태이다.

행복은 만족한 삶이며 인간이 사랑을 배우거나 실천해 실적을 올릴 때 받는 보상이며 선물이며 은총이다. 마음공부와 수

행으로 하늘을 닮은 참 나를 찾는 길이 도道이며 사람의 바른
길을 실현함이다. 풍요로운 물질적 삶보다는 여유롭고 조화로
운 만족한 삶을 추구할 수 있다. 영적으로 건강한 삶을 위하여
삶을 되돌아보고 더 멀리 볼 수 있는 계기가 되었으면 한다.

2015. 10

안 상 규

# 차례

# 01

# 체력이
# 영양분에서 온다?

체력은 뇌와 심장과 근육의 작동 능력으로 생명을 지키고 생명 활동을 가능하게 하는 힘이다. 정신적·육체적인 일을 할 수 있는 능력일 뿐 아니라 생명력·면역력·적응력을 포함하는 것으로 질병과 장애를 견딜 수 있는 능력이다.

현대의학이 알고 있는 체력의 생성 원리는 1953년도 노벨 생리의학상을 받은 영국의 크렙스Krebs에 의한 개념이다. 이에 따르면 생물은 흡수한 유기물을 체내에서 분해하는 과정크렙스 회로에서 생성되는 ATPadenosine triphosphate를 합성하여 세포 내에 저장했다가 필요에 따라 이를 ADPadenosine diphosphate, AMPadenosine monophosphate로 분해하는 과정에서 생산되는 에너지를 사용한다. 다시 말하면, 음식물을 분해하는 과정에서 생기는 에너지가 체력이다. 이로써 체력이 영양분에서 온다고 믿게 되며 체력을 늘리려면 잘 먹어야 된다는 생각을 하게 한다.

하지만 체력을 영양분에서 얻을 수 있다면 나이와 관계없이 체력을 늘리는 것도 마음대로 할 수 있어야 한다. 잘 먹을수록 건강하고 오래 살아야 한다. 우리 몸에 적절하게 영양분과 산소만 잘 공급하면 체력이 떨어지는 일도 없고 죽는 일도 생기지 않아야 한다. 힘든 일을 하다가 지치면 본능적으로 먹어야겠다는 생각이 먼저 나야 한다. 먹으면서 일을 하면 피로가 풀려야 한다. 잘 먹으면 힘이 불끈 솟아 곧바로 일을 다시 시작할 수 있어야 한다. 그러나 모든 현상이 영양분으로 해결되지 못한다는 것을 우리는 안다.

# 02

## 체력 = 기운의 의미

------------------------------------------------

체력은 몸에 있는 힘을 말하며, 이를 우리말에서는 기운氣運이라 한다. 기운이란 말 그대로 기氣의 운행으로, 기가 도는 것 자체를 의미한다. 기운이 막히지 않고 잘 도는 상태를 유지하면, 체력이 생성된다는 의미이다. 반면, 기운이 없음은 힘이 없음을 의미하며 또한 체력이 떨어짐을 말한다.

우주의 생성과 소멸, 존재 그 자체는 모두 음기와 양기로 이루어진다. 존재 안에서 음기와 양기가 순환하고, 만나면서 일으키는 전자기 현상으로 이루어지는 것이다.

음기는 100% 순수해지면 양기로 바뀌고 양기는 100% 순수해지면 음기로 바뀌며 순환이 이루어진다. 그런가 하면, 특정한 비율일 때 결합, 응집하여 존재와 생성을 가능하도록 한다. 바로 음양오행[1]이다.

우리 몸에서도 양기와 음기의 순환과 결합이 이루어진다. 하늘太陽에서 오는 기운 양기(+)와 땅에서 오는 기운 음기(-)가 서로 다르지 않고 별개로 존재하지도 않으며, 서로 만나 전기를 일으킨다. 생체전기이다.

이 생체전기가 키워드다. 생명체의 생존을 위하여 영양분은 절대적으로 필요한 존재이지만 생명체를 움직이고 생명활동을 가능하게 하는 힘, 곧 체력은 영양분에서 생성되지 않는다. 체력은 몸에서 기가 돌면서 생기는 생체전기를 통해 생기며, 반대로 기운을 돌려 이 생체전기를 생산할 수 있는 능력이 또한 체력이다.

이 생체전기가 세포 하나하나의 생명활동을 가능케 하고, 뇌와 근육의 작동 또한 이루어낸다. 면역력이나 생명력도 근본적

---

1 기의 변화를 역易이라 하며 역에는 음양오행이 있다. 눈에 보이는 형이하形而下인 물체나 물질뿐 아니라 눈에 보이지 않는 형이상形而上인 현상으로 정신이나 마음, 품성까지도 이를 따른다. 기의 움직임이 정靜적이면 형이하이며, 동動적이면 형이상이다. 수기(水氣, 陰氣, 1양:6음, 1/7:6/7), 화기(火氣, 陽氣, 2음:7양, 2/9:7/9), 목기(木氣, 半陽, 3양:8음, 3/11:8/11), 금기(金氣, 半陰, 4음:9양, 4/13:9/13), 토기(土氣, 中氣, 5양:10음, 5/15:10/15)로 5가지 형태로 운행된다.

으로 체력인 생체전기에서 온다. 세포 하나하나에 생체전기가 공급되어 생명 활동이 활발하게 이루어지면 그만큼 면역력도 커진다.

# 03

## 기, 에너지 물질

------------------------------

물질을 이루는 궁극적 단위를 현대물리학에서는 에너지-물질energy-material이라 하고 동양철학에서는 기氣라 한다. 이 둘은 같다.

우주 만물은 음기와 양기의 결합으로 이루어진다. 존재를 유지하려면 내부에서 음기가 양기가 되고 양기가 음기가 되며 순환해야 한다. 무생물의 존재 유지는 음양이 바뀌는 전기현상으로 이루어지며, 생물의 존재 유지는 음기와 양기가 바뀌는 생체전기 현상으로 이루어진다.

우주에는 천억 개의 은하계가 있고 하나의 은하계에는 천억 개의 별이 있다. 우주의 크기는 빛으로 138억 년을 가야 하는 크기다. 시속 1,800만 km로 138억 년을 가야 한다니 인간의 두뇌로는 상상조차 하기 어려운 크기이다. 시공이 일치하므로 우주의 나이도 138억 년이다. 인간은 태양계가 소속된, 10만 광년을 가야 하는 크기의 은하계와 함께 2억 5천만 년 걸려야 우주 전체 은하계를 겨우 한 바퀴 돈다.

우주의 모든 은하계와 별을 포함하여 눈에 보이는 물체의 질량은 전체의 4%에 지나지 않고 에너지로 환산하면 10억 분의 1이라 한다. 나머지는 눈에 보이지 않아 암흑 물질이며 암흑 에너지라고 말한다. 우주에 아무것도 없는 공간은 없고 우리가 생각하는 고체도 없다. 에너지-물질이 회전하는 응집체이거나 에너지-물질 자체로 채워진 공간으로서 대기大氣이며 공기空氣이며 순수하면 진공眞空이다.

모든 물질은 빛이 될 수 있다. 빛은 가장 작은 입자인 광자光子, photon의 흐름이다. 광자도 에너지-물질[氣]이 고속으로 회전하는 현상이다. 입자는 우리가 생각하는 고체가 아니며 에너지-물질의 회전체이다. 플랑크에 의하면 광자는 초당 $5.391 \times 10^{44}$번 음양이 뒤바뀌며 에너지-물질이 회전하는 현상이다. 음기는 올라가고 양기는 내려와 순환이 이루어지지 않으면 입자

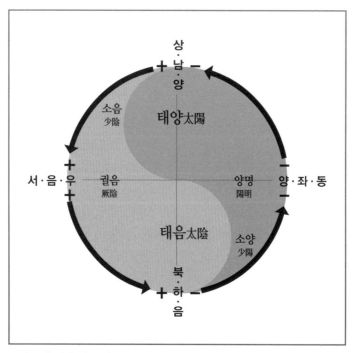

그림 1. 음양과 입자, 음기와 양기의 순환

는 소멸되어 기로 되돌아간다. 음이 100% 순수해지면 양으로
바뀌고 양이 100% 순수해지면 음으로 바뀌며 순환이 이루어져
존재를 유지한다.

가장 작은 입자는 광자이며 소립자들은 광자의 결합체이다.
소립자들은 모두 기의 뭉침이며 이의 기본 종류는 질은 같되

18

크기가 다른 중성미자, 전자, 양성자, 중성자 등이다. 이러한 기의 뭉침들인 전자와 양성자, 중성자가 원자핵을 이루고, 원자가 수소라는 원소를 이루고, 수소가 몇 개로 결합했느냐에 따라서 탄소, 산소, 금, 납, 우라늄 등 원소의 이름이 붙여지고, 나아가 그들의 결합으로 분자들을 이루며, 분자들의 결합으로 만물을 이루는 것이니 만물은 모두 기로 이루어진 셈이다.

우주 만물의 생성과 소멸의 원리는 전자기 현상이다. 기를 받으면 생성과 번성으로 이어지고 기를 받지 못하면 위축과 소멸로 이어진다. 인간을 포함하는 모든 생명체나 별을 포함하는 우주만물과 그 현상은 생로병사, 흥망성쇠의 과정을 거친다. 가정이나 단체나 기업, 국가나 문화도 동일하게 생로병사, 흥망성쇠의 과정을 거치는 것도 이 원리에 의한다. 물질도 파괴되면 기로 되돌아가고 기도 응집하면 물질이 된다.

인간이 경험하는 바로는 지구에서 48억 km 떨어진 명왕성까지 가는 데 인공위성으로 9년이 걸릴 정도로 태양계도 매우 크다. 태양은 50억 년 전에 탄생했으며 태양계 전체 질량의 99.8%를 차지할 정도로 거대하지만 태양계에 양기火氣를 공급하면서 소모되어 태양도 50억 년 후에는 쇳덩이로 변하여 소멸된다.

우리 몸에서도 기가 순환되어야 생명활동이 이루어진다. 기
의 순환 양상에 따라 생명활동이 달라지며 희로애락과 생로병
사의 변화가 온다. 영양분의 대사에서 오는 것이 아니다. 생명
활동을 가능하게 하는 힘은 생체전기이며 산소와 영양분이 아
니다.

# 04

# 사랑의 에너지, 기

인간은 몸과 정신과 마음으로 이루어지고 영혼을 소유한다. 육신은 음陰이며 영혼과 정신과 마음은 양陽이다. 육신인 몸 자체의 유지관리를 위한 에너지를 얻기 위한 순환이 폐호흡과 혈액순환이며, 큰 의미에서는 영양분과 산소를 필요로 하는 음기의 순환이다. 육신이 생존을 유지하려면 영양분과 산소는 지속적으로 필요하므로 반드시 숨을 쉬어야 한다. 잠깐이라도 숨을 멈추면 활성산소가 생성되어 세포가 죽는다. 숨으로 산소만 들어오는 것이 아니라 숨과 함께 사랑의 에너지가 들어오기 때문이다. 육신과 영혼은 숨으로 연결되며 사랑의 에너지가 키 역할을 하는 것이다.

우주 만물은 피조물이지만, 피조물을 포함하는 우주 자체는 창조주[2]의 몸이기도 하다. 우주 자체의 존재 유무를 이뤄내는 기는 곧, 창조주의 몸을 구성하는 궁극적 단위가 되므로 기는 창조주 자신이라고도 할 수 있다. 창조주는 사랑 자체[3]이므로 기는 사랑을 이루는 사랑의 에너지이다. 사랑의 마음이 포함된 에너지이므로 기나 에너지-물질이라는 용어보다 사랑의 에너지라는 용어를 사용함이 적절하다 생각되어 '사랑의 에너지' 라는 용어를 도입한다.

창조주는 사랑의 에너지를 통하여 우주 만물의 생성과 소멸을 통섭함으로써 자연법칙에 의한 자연현상으로 나타난다. 모

---

2 인류는 탄생 이후 세상의 모든 물질과 생명체를 만들어내고 운영하는 절대자가 분명히 존재한다고 생각해왔다. 창조주, 조물주, 하나님, 하느님, 천주, 신 등 종교에 따라 용어를 달리 사용하지만 의미와 본질은 동일하다. 종교와 상관없이 가장 널리 쓰이는 창조주를 사용했으므로 특정 종교와 연관시키지 않기를 바란다.
3 창조주는 빛이며 열 자체이다. 우주 만물은 빛과 열로 이루어진다. 빛은 열이며 열은 빛이다. 열은 따스함이며 사랑이다. 빛은 진리이며 열은 사랑이다. 진리眞理는 참된 이치이다. 빛을 받거나 열을 받아야 따스해진다. 창조주는 빛이며, 사랑이며, 진·선·미 자체이다. 사랑은 순수하고 조건 없이 주는 것이다. 자기희생을 감수하며 베풀기만 한다. 아무런 대가를 바라지 않고 태양은 양기를, 땅은 음기를 모든 생명체와 만물에 공급하며 자신은 소멸되어 간다. 창조주의 사랑은 이러하며 양기나 음기는 동일한 사랑의 에너지로 창조주 자신이므로 창조주는 사랑 자체이다.

22

든 피조물은 창조주의 마음에 따라 생성과 소멸이 이루어지고 우주의식을 갖는다. 창조주의 뜻에 일치하면 사랑의 에너지가 공급되고 순환되어 생성과 번성으로 이어지고 어긋나면 공급되지 못해 위축과 소멸로 이어진다. 이는 자연 법칙이다. 자연법칙은 사랑의 에너지가 운행되는 원칙이므로 사랑의 법칙이며 사랑을 베풀면 사랑의 에너지로 되돌아오므로 인과법칙이다.

모든 물질이나 원소는 모두 빛이 될 수 있다. 빛은 사랑의 에너지로 이루어지므로 우주는 사랑의 에너지로 일체이며 창조주의 몸이다. 인간의 몸도 동일한 원소로 이루어지므로 예외가 아니다.

창조주는 대 우주이며 영혼은 소 우주이므로 소 우주에서 일어나는 현상은 영혼이 주관하고 총괄한다. 영혼이 창조주의 분신이므로 영혼이 활동하면 기를 마음대로 운용할 수 있기 때문이다. 인간이 영혼을 소유하므로 만물의 영장이다. 우리 몸에서도 영혼이 활동하면 사랑의 에너지를 받아 체력이 스스로 생성되고, 영혼이 활동하지 못하면 사랑의 에너지를 받지 못해 체력이 소모된다.

인간은 몸과 정신과 마음으로 이루어진다. 몸을 지배하는 힘을 정精, 정신을 지배하는 힘을 기氣, 마음을 지배하는 힘을 신

神이라 한다. 정精 · 기氣 · 신神이 사랑의 에너지로 묶여 있다. 사랑의 에너지가 공급되지 못하면 묶임이 풀린다. 생물뿐 아니라 무생물도 정 · 기 · 신으로 이루어진다. 무생물이라도 피조물이므로 창조주의 정신과 마음이 포함되어 우주의식, 자연의식을 가진다. 생물이나 무생물이나 모두 생로병사의 과정을 거치며 소멸되면 사랑의 에너지로 되돌아간다. 모두 동일한 원소로 이루어지며 소멸되면 사랑의 에너지로 되돌아간다.

눈에 보이지 않는 영혼과 정신과 마음의 활동과 유지 관리를 위한 에너지를 얻기 위한 순환이 단전호흡과 기 순환으로, 양기의 순환이며 사랑의 에너지 순환이다. 양기의 순환으로 이루어지는, 눈에 보이지 않는 삶의 현상은 마음의 영향과 지배를 받는다. 마음먹기에 따라 달라지므로 일체유심조一切唯心造라 한다. 기 순환이 잘 되어 육장육부에 기의 배분이 잘 될 때 우리는 기분氣分이 좋다고 느낀다. 기분 좋은 일이 많아지면 행복을 누린다. 사랑의 에너지를 받아야 생성과 번성으로 이어지고 건강과 행복으로 이어진다. 영양분을 잘 섭취한다고 사업에 성공하고 행복으로 이어지는 것이 아닌 것이다.

삶을 살아가려면 음기의 순환인 혈액순환과 양기의 순환인 사랑의 에너지 순환이 함께 이루어져야 한다. 폐호흡과 혈액

24

순환으로 영양분에서 얻는 에너지는 육신의 관리 유지에 사용되며, 단전호흡과 기 순환으로 얻는 생체전기가 체력으로 이용된다.

현대의학이나 과학은 증명이 가능해야 인정을 하므로 기나 영혼의 활동과 같은 분야에는 관심조차 두지 못한다. 증명이 가능한 것은 형이하形而下인 음기의 순환이며, 양기의 순환으로 형이상形而上인 사랑의 에너지인 기의 순환은 증명할 수 없기 때문이다. 깨달음을 얻었다고 해도 증명이 가능하지 않아 주장하고 나설 수가 없는 까닭이다.

영혼과 정신과 마음의 활동, 몸을 움직이고 생각을 하고 생명현상과 수명을 유지하기 위한 에너지의 순환은 양기의 순환이다. 양기의 순환으로 생로병사와 흥망성쇠가 나타난다. 체력은 단전호흡으로 음기와 양기를 받아 순환시켜 생체전기를 생산함으로써 생성된다. 다만, 영혼이 활동해야 체력도 생성되며 행복을 누린다. 사랑의 에너지를 받아 생체전기를 생산할 수 있는 능력이 체력이다. 체력이 떨어지면 생각조차도 하지 못하고 소진되면 죽음으로 이어진다. 이런 까닭에 혈액순환보다 사랑의 에너지의 순환이 우선이다.

사람이 살아가는 데에 눈에 보이지 않는 사랑의 에너지가 더 중요하다. 사랑의 에너지가 몸과 정신과 마음을 하나로 묶고 있으며, 사랑의 에너지를 통하여 생성과 소멸과 변화를 가져와 희로애락과 생로병사의 과정을 거치기 때문이다.

사랑의 에너지는 만물을 생성하고, 암이나 질병을 치유하고 바이러스나 슈퍼박테리아도 이길 수 있는 신성한 에너지이기에, 인성의 마음을 천성의 마음으로 순화할 수 있다. 불행을 행복으로, 절망을 희망으로, 불가능을 가능으로, 부정을 긍정으로, 노화를 젊음으로, 안 되는 일을 되게 하고, 헤어짐을 만남으로, 저주를 사랑으로, 원수를 친구로 만들 수 있고 어떠한 질병이라도 치유할 수 있다.

# 05

# 체력은 단전호흡과
## 기 순환으로 생산

단전호흡은 단전으로 흡수한 음기와 양기를 상단전과 하단
전으로 순환시켜 생체전기를 얻음으로써 체력을 만드는 과정
이다. 폐호흡과 연관되어 단전으로 음기와 양기가 들어오므로
단전호흡이라 말한다. 단전호흡으로 들어오는 음기와 양기는
폐를 통하거나 음식물과 함께 들어오는 것이 아니며 피부로부
터 직접 들어온다. 우리 몸이 음경락 영역과 양경락 영역으로
나뉘어져 양경락 영역에서 음기가 들어오고 음경락 영역에서
양기가 들어온다.

우리 몸에서 기가 다니는 길이 경락經絡이다. 아래위로 다니

는 길이 경맥經脈이며 좌우 횡으로 다니는 길이 낙맥絡脈으로, 합하여 경락經絡이라 한다. 경락을 치료 원리로 삼고 있는 한의학에서는 수곡水穀의 정미精微와 천기天氣가 합하여 진기眞氣가 된다고 한다. 곡식이 위胃로 들어가 기로 변화한 것이 곡기이다. 폐로 들어오는 공기가 천기이다.

진기는 영기營氣와 위기衛氣로 나눈다. 영기는 혈血로 지칭하고 위기는 기氣로 지칭하기도 한다. 현대의학의 체력과 크게 다르지 않다. 영기의 순환은 십이경맥의 순환과 임독맥의 순환으로 나누고 주간에 25회 야간에 25회를 순환하여 하루에 신체를 50회 순환한다.

그러나 실제로 우리 몸에서 이루어지는 **기 순환은 운동을 하지 않는 안정 상태에서는 폐호흡의 주기와 일치하게 이루어지고, 운동을 할 때는 심장의 박동 주기와 일치하게 이루어진다. 심장이 독자적인 힘으로 혈액을 온 몸으로 순환시키지 못하고 호흡펌프와 근육펌프의 도움을 받아야 하기 때문이다. 근본적으로 심장의 기능이 생체전기로 작동되기 때문이다. 사랑의 에너지를 받지 못하면 심장 자체도 마비되어 소멸의 길을 간다.**

인간은 몸과 마음과 정신으로 이루어진다. 몸과 정신은 마음이 하라는 대로 한다. 몸과 정신을 수련하는 것이 각종 스포츠

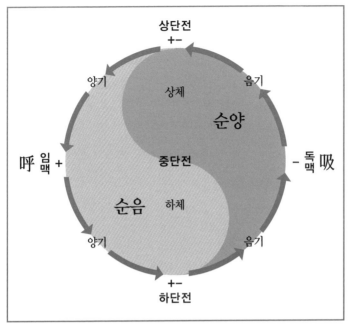

그림 2. 호흡과 단전과 기 순환

이며 무술이지만 마음 수련이 부족한 상태에서 몸과 정신만 강화되면 자기중심적이고 기고만장하기 쉽다. 자기주장만 내세우는 독불장군獨不將軍이 되기 쉬운 것이다. 마음을 수련하려면 호흡을 수련해야 한다. 호흡이 마음과 함께 기를 실어 나르는 나룻배 역할을 하기 때문이다. 명상이나 참선, 뇌 호흡, 단전호흡 수련이 모두 호흡과 마음의 수련인 것이다.

단전호흡과 기 순환은 영양분이나 산소와는 아무 관련이 없다. 사랑의 에너지인 기는 폐를 통하여 들어오지 않고 피부의 기공과 경혈로부터 들어오므로 피부호흡이라 말하기도 하고 내호흡이라 하기도 한다.

생체전기를 생산하는 발전기는 상단전과 하단전, 이를 연결하는 경락으로 이루어진다. 단전호흡으로 기의 흡수와 순환이 이루어지며 이를 가능하게 하는 피스톤 역할은 횡격막이 한다. 폐 자체는 팽창과 수축을 하지 못하며 흉강의 수축과 팽창에 의하여 호식과 흡식이 이루어진다. 흉강의 수축팽창은 흉곽이 수축하고 팽창하는 영향보다 횡격막의 운동 폭이 더 큰 영향을 준다. 횡격막이 생체전기를 생산하는 발전기의 피스톤 역할을 한다. 횡격막의 운동이 호흡펌프 기능을 하는 것이다. 횡격막의 운동 폭이 클수록 폐호흡과 단전호흡의 강도와 깊이가 커진다. 횡격막의 운동 폭이 직접적으로 단전호흡에 영향을 주므로 단전호흡을 횡격막 호흡이라고도 한다.

단전호흡은 단전으로 음기와 양기가 들어오는 호흡이다. 음기는 호식 주기에 양경락 영역의 피부의 기공과 경혈로부터 흡수되어 양경락을 통하여 상단전으로 들어가 양기로 바뀌어 하단전으로 내려가 생체전기가 되어 진기眞氣가 된다. 진기는 실제로 생체전기로 사용할 수 있는 체력이다.

양기는 흡식 주기에 음경락 영역의 피부의 기공과 경혈로부터 흡수되어 음경락을 통하여 하단전으로 들어가 음기로 바뀌어 상단전으로 올라가며 순환이 이루어진다. 음기가 양기가 되고 양기가 음기가 되며 순환되면 생체전기가 된다.

## 단전호흡

단전호흡은 기를 수련하는 사람들에 의하여 60년대 이후에 보급되었다. 신라시대 이전부터 '국선도'로 이어져 왔다. 선도仙道는 신선의 경지에 이르는 길로 성명쌍수性命雙修를 위주로 하는 수련 체계이다. 선도사상은 우리나라의 단군시대부터 발생하여 신라시대에는 화랑도의 수련 원리가 되었으며, 고수를 국선이라 했다. 선도사상은 중국에 전파되어 도교道敎의 모태가 되었다. 삼천여 년이 된 〈천부경天符經〉이나 〈삼일신고三一神誥〉는 유교, 불교, 도교의 원리가 된다. 역사적으로 보면 기에 대한 연구는 오래전부터 지속되어 왔고 우리나라에도 기수련으로 득도한 사람도 많아 보통 사람이 할 수 없는 기적과 같은 일을 해낼 수 있었다.

인도의 석가모니도 호식 위주의 호흡으로 득도得道를 했다고 〈안반수의경安般守意經〉에 나와 있다. 불교는 마음의 종교라 할 만큼 마음에 관한 연구가 깊다. 스님들이 명상과 참선으로 마음과 호흡을 수련하여 득도한 사람이 많은 이유이다.

최근 들어 단전호흡을 수련하는 단체도 많아지고 명상이나 참선, 뇌 호흡을 하는 곳도 많지만 수련하는 원리는 모두 단전호흡으로 유사하다. 그러나 단전호흡의 원리가 밝혀지지 않아 단전호흡 수련은 지금까지도 심신 수련 차원에서 이루어지고 있다. 마음을 평온하게 가라앉히고 호흡을 서서히 가늘고 깊게 하는 방법으로 이루어진다. 기 순환은 몸의 움직임에 영향을 크게 받으므로 기 순환이 잘 되는 자세에서 수련을 한다. 이를 행공行功이라 하며 수련 단체에 따라 행공의 동작이 다양하다.

# 06

# 단전호흡과
## 심장의 기능

심장의 박동능력이 체력이며 심장의 박동도 생체전기의 힘
으로 이루어진다. 생체전기의 공급이 중단되면 심장의 기능은
마비된다. 생체전기의 공급은 단전호흡으로 좌우되므로 심장
의 기능과 단전호흡은 밀접한 관계를 유지한다. 결론을 말하면
몸을 움직이지 않는 상태에서는 단전호흡이 폐호흡의 주기와
일치하고, 움직이고 운동을 할 때는 단전호흡이 심장의 박동주
기와 일치한다.

심장은 자체의 박동 능력만으로 온 몸에 혈액을 순환시키지
못한다. 모세혈관 혈압이 거의 없다는 사실은 심장의 수축력이

동맥혈 순환에 그침을 의미한다. 혈액순환이 잘 되고 심장이 건강을 유지하려면 반드시 근육운동과 호흡운동의 도움을 받아야 한다. 혈액순환을 근육운동이 도울 때 근육펌프라 하고 호흡운동이 도울 때 호흡펌프라 한다.

근육이 수축하면 근육내의 혈액은 심장 쪽으로 흐르고 이완하면 심장과 멀어지게 흐른다. 움직이는 근육수가 많을수록, 심장과 먼 부위를 움직일수록 근육펌프 효과가 커진다.

**호흡펌프의 기능을 극대화하려면 횡격막이 수축하는 주기를 심장의 박동 주기와 일치시켜야 한다.** 흡식을 하지 않고 호식만 하여 근육펌프와 호흡펌프를 일치시켜 생체전기의 생산을 극대화함으로써 심장이 위기 상황을 극복하는 것이다. 이유는 호식이 지속되는 동안만 근육펌프와 호흡펌프가 일치할 수 있어 생체전기의 생성과 심장의 기능이 극대화될 수 있기 때문이다. 근육이 움직이기 위한 에너지는 영양분에서 오지 않고 생체전기에서 오는 것임을 의미한다.

호식을 하면 횡격막이 위로 당겨져 복강 내에 음압이 생긴다. 횡격막이 피스톤 역할을 함으로써 호흡펌프 기능을 한다. 횡격막의 운동 폭을 크게 할수록 호흡펌프의 강도가 커진다. 다리와 복강 내의 혈액을 빨아올리고 상단전의 기운을 하단전으로 빨아 내린다. 횡격막이 중심 부위에서 위로 당겨지며 복강에 빨아올리는 음압이 생기면 경락은 피부 가까이에 분포하므로 하체뿐 아니라 상체의 기운을 빨아들여 기 순환이 이루어진다. 단전과 기경팔맥과 십이경맥으로 이루어진 경락 체계가 그러한 구조를 하고 있기 때문이다.

**호식 주기에 피스톤이 작동되면 상단전으로 흡수되는 음기는 양기로 바뀌어 하단전을 내려가 단번에 생체전기가 된다. 횡격막의 수축과 생체전기의 생성주기가 일치한 결과이다. 횡격막이 수축할 때마다 생체전기가 생성되어, 흡식을 하지 않고 호식을 반복할 때 생체전기의 생성을 극대화할 수 있다. 흡식이 이루어지면 생체전기의 생성주기는 폐호흡의 주기와 일치하기 때문이다.**

성인의 호흡은 분당 12~24회, 심장 박동은 분당 60~100회 이루어지면 정상으로 본다. 평균적으로 보면 심장을 박동하는 페이스메이커의 주기가 0.8초이므로 심장은 분당 75회 박동하고 호흡은 분당 15회 정도 한다. 따라서 정상적인 호식과 흡식을 하는 상태에서 근육운동과 심장 박동은 절대로 일치할 수가 없다. 반드시 흡식을 하지 않고 호식만 해야 가능해진다. 움직임이 빠른 모든 동작을 할 때 호식만 해야 가능해지는 이유이다. 산소를 의도적으로 마시지 않아야 가능하다는 의미이다. 100m를 10초 대에 뛰는 사람은 심장 박동이 분당 270~300회가 될 수 있어야 가능하므로 뛰는 동안 절대로 흡식을 하지 못하는 원리이다.

심장은 위기 상황을 맞으면 흡식을 중단하고 호식 위주의 호흡을 해서 산소를 받아들이지 않고 호식만으로 생체전기의 생성을 극대화한다. 호식이 횡격막으로 하여금 생체전기를 생산하는 발전기의 피스톤 역할을 하게 하는 것이다. 필자가 개발한 〈호호 기 순환 운동법〉을 제대로 하면 근육과 심장과 횡경막이 수축하는 주기가 일치해서, 생성되는 생체전기의 생성 주기가 심장의 박동 주기와 또한 일치하게 되어 4~5배로 체력을 늘릴 수 있다.

### 호식과 흡식

호식은 날숨으로, 내 쉬는 숨이다. 흡식은 들숨으로, 들이마시는 숨이다. 횡격막은 호식을 할 때 수축하고 흡식을 할 때 이완된다. 호흡에 의한 횡격막의 운동 폭은 호흡의 강도와 깊이를 나타내며 정맥혈 순환을 주도한다. 횡격막의 운동 폭이 클수록 호흡펌프 효과가 커진다. 복식腹式호흡이 좋은 이유이다. 모든 동물은 복식호흡을 한다. 인간은 아기 때에는 복식호흡을 하다가 성장하며 흉식胸式호흡으로 바뀐다.

호흡을 연구하는 단체에서는 흉식호흡을 전투증후군이라 한다. 전투를 하기 위하여 긴장 상태에 있을 때 하는 호흡이기 때문이다. 몸과 마음이 안정되려면 반드시 복식호흡을 해야 한다. 복식호흡을 하려면 호식으로 흉강이 수축하여 횡격막은 위로 당겨지며 아랫배를 움푹 들어가게 하고, 흡식으로 흉강이 팽창하여 횡격막은 아래로 밀려 내려오며 아랫배가 불룩 나오게 해야 된다. 호흡에 따라 아랫배가 불룩이면서 사랑의 에너지가 드나든다.

횡격막이 상하로 운동하는 폭이 클수록 생체전기를 생산하는 발전기의 피스톤 역할이 커지므로 단전호흡을 수련할 때에는 호식과 흡식을 같은 길이로 하되 서서히 가늘고 깊게 하여 횡격막의 운동 폭을 증가시킨다. 단전호흡을 횡격막 호흡이라고 하는 이유이다.

호식으로 흉강이 수축하고 흡식으로 흉강이 팽창하는데 수축 팽창의 효과는 수축이든 팽창이든 마지막 단계에서 커지므로 이러한 시기를 호지呼止와 흡지吸止라 한다. 공기가 드나듦이 멈추지 않고 지속되는 시간으로 기가 지속해 들어옴을 의미한다. 단전호흡 수련은 처음에는 호식 5초, 흡식 5초로 하여 10초 호흡을 한다. 단전호흡 수련의 경지가 높아질수록 호지와 흡지를 늘리게 되어 한 번의 호흡이 1분을 넘어 2분이 되기도 한다. 호식 위주의 단전호흡을 하는 단체에서도 호식을 40초 이상 할 때 급수가 가장 높아진다. 의도적으로 흡식을 전혀 하지 않고 호식만 반복한다.

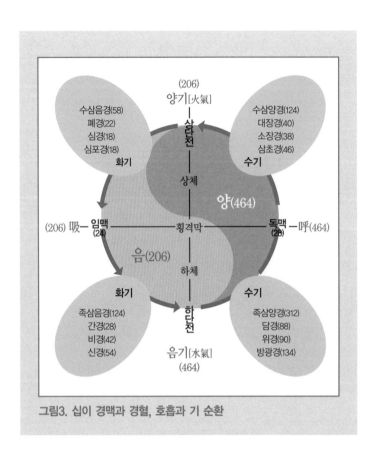

그림3. 십이 경맥과 경혈, 호흡과 기 순환

38

# 07

# 모든 생명체는
생체전기 발전체

모든 생명체는 생체전기를 생산하는 발전체이다. 생체전기
를 생산하지 못하면 죽는다. 체력은 뇌와 심장과 근육의 작동
능력이다. 뇌와 심장과 근육은 생체전기로 작동된다. 세포 하
나하나는 생체전기로 생명활동을 하며 생체전기로 작동되는
생체시계가 있어 일정한 수명을 가진다. 생체전기가 공급되지
못하면 생체시계는 멈춘다. 영양분에서 얻는 에너지는 생체전
기가 될 수 없어 영양분을 더 공급한다고 체력이나 수명은 늘
어나지 않는다. 사랑의 에너지인 기의 공급이 우선이다.

**뇌와 심장과 근육과 세포는 생체전기를 생산하거나 저장하
지 못하며 다만 소모하기만 한다. 우리 몸에 생체전기를 생산하**

고 유통하는 체계가 별도로 존재한다. 바로 단전을 중심으로 한 경락 체계이다. 단전을 중심으로 8개의 기경奇經과 12개의 십이 경락經絡으로 체계를 이루고 이들과 연결되는 기공과 경혈로부터 음기와 양기를 흡수한다.

기공은 기가 흡수되는 공극孔隙이며 추위에 노출되면 피부에 돋아난다. 흔히 닭살이라고 부르는 현상이다. 경혈은 기가 흡수되는 구멍인 동시에 경락이 서로 교차되는 곳이다. 기를 흡수하는 능력은 기공보다 경혈이 월등히 우수하다. 단전으로 음기와 양기를 흡수해 경락체계로 순환시키면 생체전기가 된다. 생체전기는 경락체계를 통하여 공급되기도 하며 소비되기도 한다.

인간의 몸에서 생성된 체력은 경락체계를 통하여 신체 조직에 진기眞氣로 공급되어 소비되기도 하고 쓰고 남으면 상단전으로 회수되어 순양진기로 바뀌고 하단전으로 내려와 강화되어 선천기인 정기精氣로 저장된다. 하단전은 생체전기를 생산하기도 하고, 생체전기를 선천기로 바꾸어 저장하기도 하며, 선천기를 생체전기로 바꾸기도 한다.

경락이 닫혀 음기와 양기가 흡수되지 못하면 하단전에 저장된 선천기를 진기로 바꾸어 순환시켜 사용한다. 경락이 닫히면 선천기인 정기를 소모하며 생체전기를 생산하는 발전기를 가동한다. 경락의 여닫음은 영혼이 직접 한다. 영혼은 양기의 순환을 통제하는 심경락心經絡과 음기의 순환을 통제하는 신경락腎經絡을 여닫는다. 영혼이 활동해야 심경락과 신경락이 열린다. 영혼이 없는 다른 생명체는 경락을 여닫지 못한다.

선천기先天氣는 태어날 때 부모로부터 받은 기로 정기精氣라 한다. 정精은 육신을 지배하는 힘의 원천이며 기氣는 정신을 지배하는 힘의 원천이다. 정기는 육신과 정신을 지배하는 힘의 원천으로 생체전기로 충전된 배터리이다. 모든 생명체는 부모로부터 받은 정기를 소모하며 살아간다. 정기가 소진되면 죽는다.

인간은 영혼이 있어 영혼이 활동하면 경락이 열려 생체전기가 스스로 생성되므로 선천기는 생성되기도 하고 소모되기도 한다. 인간은 영혼이 활동해 경락이 열리면 기를 받아 정기가 생성되고 닫히면 기를 받지 못해 소모된다. 영혼이 없는 다른 생명체는 부모로부터 받은 정기를 소모하기만 하며 살아가므로 같은 종이라면 수명이 비슷하다.

모든 동물은 생체전기를 효율적으로 생산하기 위하여 언제나 복식호흡을 한다. 주어진 환경에 순응하고 적응해야 하므로 진화해야 살아남는다. 진화하여 적응하지 못하면 자연도태自然

淘汰된다. 인간도 환경에 적응하다보니 피부색이나 체격이 다른 인종이 생기게 된 것이다. 인간은 영혼이 있어 영혼이 활동할 때만 경락이 열려 체력이 스스로 생성된다. 영혼이 활동하지 못하면 정기를 소모해 발전기를 돌려 체력을 생산한다.

생체전기를 생산할 수 있는 능력이 체력이며 우리말의 '기운'이다. 〈호호 기 순환 운동법〉도서출판 도곡을 보면 체력의 생성원리와 효과적으로 생성하는 방법이 나온다. 필자가 단전호흡 수련에서 얻은 경험이므로 실제로 증명이 가능하다. 심장 박동과 기 순환 주기가 언제나 일치하는 기식氣息으로 호흡과 몸이 변했기 때문이다. 폐호흡과 연관되지 않고 단전호흡이 자동으로 이루어진다는 이야기다. 평상시에도 흡식의 형태가 없어지고, 호식과 심장의 박동주기가 언제나 일치하고, 실제로 기가 순환하는 현상이 촉감으로 감지될 정도로 나타나므로 현대의학으로는 상상도 할 수 없는 현상이다. 기 순환이나 무산소 운동의 증명이 가능하며 현대의학의 장치로도 검증이 가능하다.

## 단전

인간의 단전은 세 개로 나뉘며 머릿속 중심에 상단전, 가슴의
중심에 중단전, 아랫배 중심에 하단전이 있다. 상단전에는 영혼
이 머물러 기 순환을 주관하고 총괄한다. 상단전은 음기를 받아
들이고 양기로 바꾸어 밀어낸다. 중단전에는 영혼의 마음이 머물
러 경락을 여닫는다. 인간의 마음도 대부분 가슴인 중단전에 머
문다. 마음이 중단전에 머물러야 기도 심장으로 집중되어 심장의
기능이 강화된다. 심장이 24시간 쉬지 않고 일을 하기 때문이다.
마음이 뇌에 머문다면 마음이 머문 곳으로 기가 모이므로 뇌에
기 순환이 되지 않는다.

심장은 마음의 영향을 많이 받는 장기라 하여 심장心臟이다.
우리의 마음은 뇌가 의식 활동을 하면 머리에 머물고, 체력을 생
산할 때는 하단전에 머물고, 나머지는 중단전에 머물러 심장을
돕는다. 마음이 머문 곳으로 기가 모이므로 가슴은 따뜻해야 하
고 뇌에는 마음이 머물지 않고 냉철해야 한다. 뇌가 따뜻해지면
뇌세포는 열에 약하므로 뇌세포가 죽는다.

하단전은 우리 몸의 전후, 상하, 좌우의 중심이며 무게의 중심
이며 기 순환의 중심이다. 하단전은 양기를 음기로 바꾼다. 또한
생체전기를 생산하기도 하고 저장하기도 한다. 부모로부터 받은
선천기인 정기를 저장하기도 하고 선천기를 생체전기로 바꾸기
도 한다.

세 개의 단전은 별개로 역할하지 않고 통합되어 역할한다. 태
중에서는 하나로 통합되어 기능을 하나 태어난 후 몇 년 내에 세

개의 단전으로 나뉜다. 단전호흡 수련으로 경지에 오르면 다시 하나로 통합될 수도 있다.

우리 몸이나 자연에서 음과 양의 비율은 7:3이다. 정맥은 음이며 동맥은 양이다. 상체는 양이며 하체는 음이다. 혈액은 정맥에 70%, 동맥에 17%, 심장에 7%, 모세혈관에 6%씩 머물고 1분에 온 몸을 한 번씩 순환한다. 정맥피와 동맥피의 비율도 7:3인 셈이다. 상체와 하체의 비율도 3:7이며 경계는 횡격막이다. 경혈수는 상체를 관장하는 수삼음경과 양경의 경혈수가 182개로 29.45%이며 하체를 관장하는 족삼음경과 양경의 경혈수는 436개로 70.55%이다. 상체와 하체를 합쳐서 음경락에 소속된 경혈이 182개, 양경락에 소속된 경혈도 436개로 그 비율도 3:7이다. 음경락과 양경락 영역, 상체와 하체에 분포하는 경혈의 수가 일치하는 오묘한 관계를 갖는다. 음경락으로 양기가 흡수되고 양경락으로 음기가 흡수되므로 흡수되는 음기와 양기의 비율도 7:3이다.

# 08

## 기, 공급되면 생성 · 성장, 공급되지 못하면 위축 · 소멸

우주의 총에너지는 에너지 보존 법칙에 의해 변화하지 않는다. 현대 물리학은 우주의 총원자수, 총질량, 총에너지 양을 안다. 창조주의 사랑의 에너지의 총합이 일정하다는 의미이다. 우주 만물은 음기와 양기로 이루어지며 기를 받으면 생성되고 받지 못하면 소멸되어 기로 되돌아간다. 피조물인 우주 만물과 우주 자체는 창조주의 몸이며 음기와 양기로 이루어지므로 사랑의 에너지인 음기와 양기는 창조주의 몸을 구성하는 창조주 자신이다. 창조주만이 음이 양이며 양이 음으로 유일한 존재이므로 창조주를 사랑이며 진 · 선 · 미 자체라 한다. 우주 만물과 그로 인한 현상은 음기와 양기로 이루어지므로 순수함의 순도

는 6/785.7%을 넘지 못하고 1/714.3%의 순수하지 못함을 포함한다.[4]

우주는 시작도 없고 끝도 없이 생성과 소멸, 팽창과 수축을 되풀이하며 생성되는 것만큼 소멸되고 소멸되는 것만큼 생성되어 항상성을 유지한다. 에너지 보존법칙이 적용되기 때문이다. 하늘이 있고 사람이 따로 있는 것이 아니라 하늘이 변한 것이 사람이니 사람이 곧 하늘이다. 하늘과 땅이 하나이며 우주와 나도 일체로 모두 사랑의 에너지이다. 하늘마음으로 하늘의 뜻에 일치하게 살아야 한다. 우리의 조상들은 이미 삼천여 년 전에 〈천부경天符經〉에서 이를 밝히고 있다.

창조주의 뜻에 일치하면 사랑의 에너지를 받고 일치하지 않으면 기를 받지 못한다. 기를 받으면 생성과 성장으로 이어지고 받지 못하면 위축과 소멸로 이어진다. 이는 창조주가 기를 운용하는 법칙이며 자연법칙, 사랑의 법칙, 불교에서 말하는

---

4 음과 양의 결합 비율을 나타내는 분수는 모두 10개이며 순환소수이므로 절대로 겹치지 않는다. 가장 큰 수는 6/7이며 가장 작은 수는 1/7이다. 우주 만물과 그 현상은 음양으로 이루어지므로 음양오행을 따르고 순수성은 6/7(85.7%)를 넘지 못하고, 1/7(14.3%)의 순수하지 못함을 포함한다. 음양오행은 수기(水氣, 陰氣, 1양:6음, 1/7:6/7), 화기(火氣, 陽氣, 2음:7양, 2/9:7/9), 목기(木氣, ¥陽, 3양:8음, 3/11:8/11), 금기(金氣, ¥陰, 4음:9양, 4/13:9/13), 토기(土氣, 中氣, 5양:10음, 5/15:10/15)로 5가지 형태로 운행된다.

인과법칙이다. 기는 창조주의 마음을 따라 운행되는데 우주의 식, 하늘마음이라 한다. 하늘마음일 때만 사랑의 에너지를 공급받아 생성으로 이어진다. 따라서 인간도 하늘마음으로 하늘의 뜻을 따르며 살아야 한다. 선도에서 추구하는 마음이 하늘마음이다. 하늘마음이 영혼이 소유한 마음으로 양심이다.

자연도 존재를 유지하려면 기 순환이 이루어져야 한다. 태양은 외부가 양이며 내부가 음으로 순환이 이루어지며 내부가 외부로 나올 때 흑점이다. 태양의 더운 양기[火氣]는 땅으로 내려오고 땅의 시원한 음기[水氣]는 하늘로 올라가며 순환되어 기상氣象으로 나타나 육기六氣라 하고 덥고, 차고, 뜨겁고, 습하고, 건조하고, 바람의 현상으로 나타난다.

지구는 내부는 용암으로 양이며 외부가 음이다. 지구도 내외부에서 순환이 이루어지므로 기가 돌아 기상氣象이며, 태풍도 불고 파도도 치며, 지진도 일어나고 화산이나 용암이 맹출되며, 대륙도 높은 산도 지속해 움직이며 이동한다. 지구의 자전축은 23.5도 기울어져 있어 사계절을 나타낸다. 하지만 25,800년을 주기로 회전축이 한 바퀴 돈다고 한다. 그만큼 지구에는 대 변혁이 오고 지층의 변화가 이루어진다는 의미이다. 지층의 구조가 서로 다른 이유이다. 실제로 지난번 칠레에서 발생한 큰 지진으로 해일이 일어 태평양을 건너 일본까지 왔는데 지구의 자전축도 조금 변했다고 한다.

자연법칙은 에너지 소모를 최소화하는 방향으로 운행된다. 물은 낮은 데로 흐르고 바위가 굴러 내려올 때는 가장 빠른 길을 택한다. 물은 아래로 흐르고 불은 위로 올라간다. 냉기는 내려가고 열기는 올라간다. 이는 자연으로 되돌아가는 순환이다. 생성을 위한 기의 순환은 이와는 반대로 이루어진다. 무생물이든 생명체이든 존재를 유지하려면 내부에서 기 순환이 이루어져야 한다. 무생물의 존재 유지는 음양이 바뀌는 전기현상이며 생명체의 존재 유지는 음기와 양기가 바뀌는 생체전기 현상이다. **양기는 위에서 아래로, 음기는 아래에서 위로 올라가 시계 반대 방향으로 순환한다. 수승화강水昇火降이며 음승양강陰昇陽降이다.**

수승화강水昇火降이기에 높은 산꼭대기로도 물이 올라가 생명체가 살 수 있다. 땅에서도 양기는 산맥으로 흐르고 음기는 수맥으로 흐른다. 산이 험준할수록 양기가 강하고 낮을수록 음기가 강하다. 이러한 기의 강약은 인간의 삶에도 직접적인 영향을 준다. 지구상의 위도와 경도에 따라, 높낮이에 따라, 계절에 따라 하늘과 땅에서 받는 기의 양상이 달라지므로 인간의 삶의 방법이나 양상도 달라지고 체형이나 피부색, 성격마저도 다르게 만든다.

　자연에서 이루어지는 기 순환과 동일하게 우리 몸에서도 기 순환이 이루어진다. 우리 몸에서도 상단전의 양기는 하단전으로 내려오고 하단전의 음기는 상단전으로 올라가며 순환이 이루어진다. 심장의 더운 기운은 아래로 내려와 신장을 데워주어야 하고 신장의 시원한 기운은 머리로 올라가 뇌를 식혀주어야 기 순환이 순조롭게 이루어져 존재를 유지한다. 기 순환이 이루어지지 못하면 소멸로 이어진다.

　기의 소용돌이 현상은 바람으로 나타난다. 우리 몸이 바람을 맞으면 중풍이라 한다. 뇌 전체에 생체전기의 공급이 중단되는 현상은 기절氣絶로 블랙아웃black-out 현상이다.

　인간은 몸과 마음과 정신으로 이루어진다. 인간뿐 아니라 우주 만물이나 창조주도 그러하다. 생명체와 무생물이 갖는 마음은 우주의식이다. 인간은 부모로부터 인성의 마음을 받고 창조주로부터 천성의 마음을 받는다. 인성의 마음은 욕심이며 천성의 마음이 하늘마음으로 영혼의 마음이며 우주의식이다. 영혼은 양심과 이성을 갖는다.

　몸과 정신은 마음의 지배를 받아 마음이 하라는 대로 한다.

기도 마음이 하라는 대로 하므로 몸을 움직인다는 의미는 몸의 움직임을 따라 마음과 기가 함께 움직인다는 말이다. 조직은 스스로 움직이지 못하고 움직여주지 않으면 기를 받지 못해 위축과 질병으로 이어진다. 운동 부족이 질병으로 이어지는 이유이다. 한 순간도 쉬지 않고 움직이는 심장은 암의 발생이 없는 유일한 기관이다.

마음은 몸 밖으로도 나가 우주 어디에고 시공을 초월해 갈 수 있다. 지구 반대편에 머무는 사랑하는 사람에게 마음과 함께 사랑을 보내면 사랑의 에너지는 시공을 초월해 바로 전달된다. 마음뿐 아니라 마음이 포함된 글이나 전보나 음성으로 전해도 전달된다. 기도가 효과를 보는 이유이다. 우리 조상들은 정한수를 떠놓고 천지신명에게 빌며 자손에게 사랑의 에너지를 보낸 것이다.

식물이나 동물, 무생물까지도 우주의식을 소유하므로 인간이 사랑을 주면 좋아한다. 식물에도 인간이 사랑의 마음을 보내면 잘 자라고, 물에도 사랑을 주면 결정의 모습이 오각형에서 육각형으로 변한다. 저주를 주면 식물이나 동물도 잘 자라지 못하고 물의 결정 모습은 다시 오각형으로 바뀐다. 소립자를 관찰할 때도 관찰자의 마음 상태에 따라 나타나기도 하고 나타나지 않기도 한다. 골동품이나 집도 사람이 사랑을 주어야 오래 보존된다. 사람이 살지 않고 방치하면 더 빨리 망가진다. 유적도 사람이 관리 해주어야 오래 보존된다.

창조주의 사랑은 무한하게 시공을 초월해 모든 생명체에 제공된다. 음기나 양기는 동일한 사랑의 에너지이다. 태양은 양기를, 땅은 음기를 지속적으로 공급하지만 대가를 바라지 않는다. 공기와 물도 마찬가지이다. 주기만 하고 대가를 바라지 않는 것이 창조주의 무한한 사랑이다. 창조주는 사랑 자체이므로 사랑을 주기만 하고 대가를 바라거나 평가하거나 벌을 주지 않는다. **인간이 죄를 짓고 두려워하는 것은 기를 받지 못하므로 스스로 위축되고 소멸되는 것이다. 자연법칙이며 사랑의 법칙이며 인과법칙을 따르는 자연현상인 것이다.**

또한 모든 생명체의 성장은 밤에 이루어진다. 생명체의 육신은 음기이며 정신은 양기이다. 음기는 육신을 만들고 양기는 강화한다. 음기를 받지 못하면 육신의 생성이 안 되고 양기를 받지 못하면 햇빛을 받지 못한 식물처럼 연약해진다. 모든 생명체의 육신의 성장은 음한 밤에 이루어지고 양한 낮에는 강화된다. 육신의 성장은 가장 음한 자정을 전후해 이루어진다. 자정을 전후해 잠에 빠져야 음기를 효과적으로 받아 성장하며 낮에 소모된 체력을 보충한다. 성체가 되었다고 성장하지 않는 것이 아니다. 뇌세포를 제외한 모든 조직의 세포는 생성과 소멸을 되풀이하며 평형을 유지하는 것이다. 사랑의 에너지를 받으면 생성과 번성으로 이어지고 받지 못하면 위축과 소멸로 이어진다.

식물도 밤에 전등을 밝게 켜놓으면 꽃을 피우지 못하고 결실을 맺지 못한다. 생성은 어두움 속에서 이루어지기 때문이다. 밤에 잠을 잘 못자는 사람은 체력 소모가 대단히 크다. 체력만 소모되는 것이 아니라 많은 조직세포도 생성되는 것보다 위축되고 소멸되는 부분이 그만큼 많아 노화로 이어진다. 뇌가 의식 활동을 하지 않고 기를 받아 소모된 체력을 보충할 시간에 잠을 잘 자지 못하고 뇌가 의식 활동을 하므로 사랑의 에너지를 받지 못하여 육신과 체력의 소모가 증폭되기 때문이다.

인간의 뇌의 기능은 슈퍼컴퓨터를 1,000대 연결한 것보다 우수하다 하므로 뇌가 의식 활동을 하며 소모하는 생체전기의 양은 대단한 것이다. 정신노동이 육체노동보다 더 어려운 것이다. 애를 써 속을 태우는 노심초사勞心焦思가 되는 이유이다.


우리 몸에서 마음이 통하는 길이 신경神經이며 기가 통하는 길이 경락經絡이다. 몸속에서 마음은 신경을 통하여 움직이며 기운은 경락을 통하여 움직인다. 신경과 경락은 세포 하나하나에까지 연결된다. 신경은 유선 통신망이며 경락은 형체가 없는 무선 통신망이다. 신경은 뇌가 내린 명령을 전달하는 통신선이며 전기신호로 보내지만 신경이 압박을 받든가 장애가 오면 그 정도만큼 뇌의 명령은 수행되지 못한다. 뇌가 명령을 내리고 신경이 정상이라 하더라도 기운이 없으면 명령은 수행되지 못한다. 자세나 체형의 변형 특히 목과 허리의 척추에 변형이 오면 뇌에서 나와 척추를 나오는 신경을 압박하여 장애를 초래하므로 기 순환에 문제를 일으켜 퇴행성질환과 수명의 단축으로 이어진다.

마음이 다니는 길인 신경에 이상이 생기면 마음이 제대로 다니기 어렵다. 마음이 제대로 갈 수 있어야 기도 마음을 따라간다. 마음을 따라 기가 따라가야 생성이 이루어지므로 일체유심조一切唯心造이다. 바른 마음과 자세를 유지함이 장수의 비결이다. 바른 마음이라야 기를 받고 바른 자세라야 기 순환이 잘 되기 때문이다. 마음보를 제대로 써야 건강뿐 아니라 하는 일도 잘 되는 것이다.

세포 하나하나도 생체전기로 생명활동을 하며 생체전기가 공급되지 못하면 생명활동을 하지 못하고 죽는다. 기가 공급되면 생성과 성장으로 이어지고, 공급되지 못하면 위축과 소멸로 이어진다. 기 순환이 혈액순환보다 상위의 생리적 순환 체계이다. 기가 공급되지 못하면 활성산소의 생성으로 세포가 죽어 노화와 질병으로 이어진다.

수명을 단축하지 않으려면 육신뿐 아니라 뇌에 기 순환이 유지되어야 한다. 말단 부위는 재생이나 치유가 가능하지만 뇌세포는 한 번 죽으면 끝이다. 기가 공급되어 생성이 이루어지면 막혔던 혈관도 우회로가 생성되어 혈액순환이 이루어진다. 심경락이나 신경락이 닫혀 기가 공급되지 못하면 뇌세포가 죽을 가능성이 커진다. 40대가 되면 벌써 50%의 사람에게서 크고 작은 뇌경색이 나타난다고 한다.

뇌세포가 죽으면 해당 세포가 명령을 내리지 못하고 해당 기관은 그만큼 기능을 하지 못해 기능 장애로 이어져 퇴행성 질환으로 이어지고 심하면 치매로 이어진다. 근심 걱정이 쌓이면 우울증이 오고 공황장애도 오며, 화를 내면 울화증이 되며 모두 뇌세포가 죽고 있음을 의미하므로 마음을 다스려 뇌의 건강을 일찍부터 관리해야 한다.

뇌도 지속적으로 사용하고 단련시켜야 뇌세포도 살아남는다. 책을 보더라도 젊어서부터 독서하는 습관을 들이면 뇌도 단련되어 나이 들어서도 독서를 지속할 수 있다. 무엇이든 사용한다 함은 사랑의 에너지를 공급한다는 의미이다. 영혼을 활동하게 해 경락을 열어 사랑의 에너지를 받는 삶을 살아가야 한다. 사랑의 에너지를 받지 못하면 소멸로 이어진다.

# 09

# 경락, 뇌를 쓰면 닫히고
# 영혼이 활동해야 열려

인간은 부모로부터 인성人性의 마음을 받고 창조주로부터 천
성天性의 마음을 받는다. 인성의 마음은 하고자 하는 마음으로
욕심慾心이다. 천성의 마음은 영혼이 소유한 마음으로 양심良心
이며 하늘의 뜻에 일치하는 하늘마음이다. 참되고 선하고 아름
다운 마음으로 서로 돕고 보살피는 사랑의 마음으로 욕심을 비
운 마음이다. 천성의 마음은 영혼의 마음이며 양심이며 인성의
마음은 욕심이다. 인성의 마음은 이기적利己的인 자아自我이며
에고ego이다. 천성의 마음은 이타적利他的이며 초자아超自我로
슈퍼에고super-ego이다.

영혼은 양심과 이성을 갖는다. 이성理性은 해야 할 일과 하지

말아야 할 일을 분별하는 능력이다. 해야 할 일은 창조주의 뜻에 일치하는 일이며 하지 말아야 할 일은 창조주의 뜻에 어긋나는 일이다. 창조주의 뜻에 일치하면 참이며 선이며 아름다움이며 사랑이다. 어긋나면 거짓이며 악이며 추며 죄를 짓는 것이다. 창조주는 사랑이며 진 · 선 · 미 자체이기 때문이다.

인간은 남을 속일 수는 있어도 자기의 양심은 속이지 못한다. 인간은 양심과 이성이 하라는 대로 살아야 한다. 인간은 인성의 마음이 발동하면 천성의 마음인 영혼의 마음이 발동하지 못하고, 영혼의 마음이 발동하면 인성의 마음이 발동하지 못한다. 양심이 발동하면 욕심이 발동하지 못하고 욕심이 발동하면 양심이 발동하지 못한다. 인간은 양심이 발동하지 못하면 이성을 잃어 해야 할 일과 하지 말아야 하는 일을 분별하지 못하여 죄를 짓기도 한다. 인간에게는 자율성이 부여되어 인성의 마음을 취하든 천성의 마음을 취하든 자유의사에 맡겨진다.

인간은 인성의 마음일 때는 영혼이 활동하지 못해 경락이 닫혀 기를 받지 못하고, 천성의 마음인 사랑의 마음일 때만 영혼이 활동해 경락이 열리고 사랑의 에너지를 받는다. 사랑의 에너지를 받아야 생성과 번성으로 이어진다. 사랑의 에너지의 공급 여부에 따라 생성과 소멸이 이루어지므로 인간의 삶도 사랑의 법칙, 자연법칙, 인과법칙에 따른다.

천성의 마음이 순수한 마음으로 신神이며 하늘마음이며 불교의 아뢰야식阿賴耶識이다. 하늘마음인 신神이 작동되면 사랑의 에너지를 마음대로 운행하게 되어 모든 것이 생성으로 이어지므로 일체유심조一切唯心造라 한다. 순수한 하늘마음이 진정한 마음이며, 불교에서 말하는 마음이다. 순수하지 않은 마음은 생각이다. 생각을 하면 경락이 닫히는 것이다. 하늘마음일 때만 영혼이 활동해 기를 마음대로 운용한다. 하늘마음은 영혼이 소유한 마음으로 양심이며 이성을 갖는다.

인간은 창조주의 뜻에 일치하는 일을 배우고 이를 실천하는 일을 해야 사랑의 에너지를 되돌려 받는다. 사랑의 에너지를 되돌려 받아야 건강과 젊음, 기쁨과 행복을 누린다. **삶의 목적이 건강과 젊음, 기쁨과 행복을 누리는 것 아닌가?** 영혼이 활동해야 건강과 젊음, 기쁨과 행복을 누린다. 영혼이 활동하지 못해 사랑의 에너지를 되돌려 받지 못하면 질병과 노화로 이어진다. 창조주의 뜻에 일치하는 일을 하지 못하면 죽어야 하는 것이다.

인간은 사랑을 배우거나 실천하는 일을 해야 경락이 열려 기를 받아 건강과 수명이 연장되고 일을 하지 못하면 기를 받지 못하므로 질병과 소멸로 이어진다. 양기의 순도는 사랑의 순도로 나타난다. 사랑의 실적을 얻어 사랑의 순도를 높이고, 불교에서 말하는 공덕을 쌓는 것이며, 깨달음을 얻어 영혼의 마음이 창조주의 마음과 같이 순수해지는 것이다. 인간의 마음이 창조주의 마음과 같이 순수해질 때까지 윤회를 되풀이한다.

지상의 삶은 영혼이 자라고 성숙해지기 위하여 사랑의 연수원에 입소하여 영혼을 성숙시키며 잠깐 동안 머물러 사는 삶이다. 인간은 창조주로부터 영혼靈魂을 받고 태중에서 부모로부터 정기를 받고 태어나 생혼生魂이 된다. 생혼으로 태어나 살아가며 사랑을 배우고 실천하여 깨달음을 얻고 각혼覺魂이 되어 중심하늘로 되돌아가는 것이다.


일에 집중하여 뇌가 의식 활동을 하지 않을 때만 체력이 스스로 생성되므로 체력을 늘리기가 어렵다. 뇌가 의식 활동을 하면 경락이 닫혀 선천기인 정기를 소모해 생체전기를 만들어 사용해야 하므로 체력의 소모로 이어진다. 정기를 소모하지 않으려면 흡식을 하지 않고 호식만 함으로써 횡격막이 생체전기를 생산하는 피스톤 역할을 연속으로 하게 하면 된다.

산책을 한다든가 헬스클럽에 가서 운동을 해도 뇌를 쓰며 운동을 하면 체력이 생성되지 못하고 정기를 소모해야 하므로 체력은 소모되는 것이다. 긍정적이고 즐거운 마음으로 집중할 수 있어야 한다. 운동할 때는 운동에 집중하고, 먹을 때는 먹는 데 집중하고, 공부할 때는 공부에 집중하고, 일할 때는 일에 집중할 수 있어야 기를 받아 체력이 소모되지 않는다. 텔레비전을 켜놓고 러닝머신을 하면 뇌의 의식 활동을 유발하므로 체력의 소모로 이어지기 쉽다.

일에 집중하여 뇌가 의식 활동을 하지 못하든가 무념무상의 생태가 되어야 경락이 열린다. 명상이나 참선을 하여 하늘마음을 유지할 때, 마음이 하단전에 머물 때만 체력이 스스로 생성된다. 몸을 움직이며 하단전에 마음을 집중하기는 어렵다. 몸을 움직이면 움직임과 함께 기와 마음이 따라가기 때문이다. 명상이나 참선을 정적인 자세에서 하는 이유이다. 정적인 자세이지만 기 순환이 잘 되는 바른 자세라야 한다. 단전호흡을 수련 할 때도 마음을 하단전에 머물게 하면 마음이 머문 하단전으로 마음과 함께 기가 모인다. 호흡은 마음과 기를 실어 하단전으로 나르는 나룻배 역할을 한다. 마음과 정신을 수련하려면 호흡을 수련해야 하는 이유이다. 바로 단전호흡 수련이다.

경락이 닫히는 삶을 살아 기를 받지 못하면 정기를 소모하여 발전기를 돌려 생체전기를 생산해야 하므로 정기가 소모된다. 무념무상의 순수한 마음이거나 하늘의 뜻에 일치하는 일을 할 때만 영혼이 활동하고 경락을 열어 기를 받으면 체력이 스스로 생성되고 정기는 소모되지 않는다. 약아빠지고 자기의 이익을 추구하는 삶은 경락을 닫는다. 나이 들어갈수록 욕심을 버리고 마음을 비우는 삶을 살아야 한다. 마음은 비우면 비울수록 사랑의 에너지로 채워진다.

인간이 아무도 모르게 실행한 아주 작은 선행이나 마음속으로 저지른 작은 잘못도 몸속의 영혼은 모두 알아차리고 상도 주고 벌도 준다. 보상으로 사랑의 에너지를 주고 벌로 기를 주지 않는다. 상과 벌로 끝나는 것이 아니라 실적을 우주 컴퓨터에 기록한다.

우주는 거대한 전자기체이므로 자체가 대형 컴퓨터라고 말할 수 있다. 창조주는 대우주로 우주 컴퓨터이며 인간은 소우주로 개인 컴퓨터이다. 개인 컴퓨터에 기록되는 정보는 우주컴퓨터에 동시에 기록된다. 우주의 총에너지나 사랑의 에너지 양도 일정하며 창조주가 사랑의 에너지를 통하여 우주 만물의 생성과 소멸을 주관하고 통섭하기 때문이다. 우주 만물은 시작도 없고 끝도 없이 생성되는 것만큼 소멸되고 소멸되는 것만큼 생성되며 항상성을 유지한다.

불교에서는 육체적으로 행한 신업身業, 말과 먹는 것으로 한 구업口業, 마음으로 생각한 의업意業이 모두 영혼이 갖는 아뢰

야식阿賴耶識에 모두 저장된다고 한다. 업業이란 전세前世의 소행으로 말미암아 현세現世에서 받는 응보應報를 말한다. 살아가며 기를 받는 정도에 따라 체력과 건강, 수명과 행복감이 조절되어 사람마다 다르게 나타난다. 체력과 행복을 키우는 방법은 〈체력과 행복을 키우는 인간의 삶〉 편도서출판 도곡에 수록될 예정이다.

## 체력의 생성 시기와 유지

영혼은 양심을 가지며 이성을 소유한다. 양심은 거짓이 없고 선하고 상대방을 배려하고 보살피는 사랑의 마음이며 욕심을 비운 마음이다. 양심은 영혼의 마음으로 누구에게나 동일하며 자기의 양심은 속이지 못한다. 영혼이 활동하는 순수한 마음일 때만 경락이 열리고 사랑의 에너지를 받아 체력이 스스로 생성된다. 영혼이 활동해 경락이 열린다 해도 체력은 필요한 만큼만 생성되므로 체력을 늘리는 것은 쉽지 않다. 인간의 체력의 증가율은 16세에서 가장 크고 이후에는 점차로 떨어진다. 16세에 각종 호르몬의 생성과 분비도 왕성하고 생명력도 가장 강하다. 이팔청춘이라 하는 이유이다.

체력의 생성이 잘 되는 16세 이전 어릴 때부터 몸을 많이 움직이고 경락이 열리는 삶을 살아야 한다. 선진국의 어린이는 순진함을 오래 유지하고 악에 물드는 것을 방지하기 위하여 만 12세가 넘어 십대 teen-age가 되기 이전에는 보호자의 보호를 받게 한다. 보호자가 없으면 아이들끼리 다니지 못한다. 집안에 있어도 보호자가 있어야 한다. 초등학교에서는 저급학년일 때 수업 후에는 선생님이 학생을 보호자에게 직접 넘겨준다. 공부를 많이 시키지 않고 많이 뛰놀게 하고 각종 스포츠와 운동, 예능 활동을 하고 체험학습을 한다. 삶을 즐기게 하며 밤에는 일찍부터 잠을 재운다. 악에 물들지 않고 순진함을 유지하여 몸과 마음과 정신의 성장을 극대화하는 교육을 하고 있는 것이다.

영혼은 양심과 이성을 갖는다. 이성은 해야 할 일과 하지 말아야 할 일을 분별하는 능력이다. 이성은 여자는 7세 남자는 8세가 되어야 생기기 시작한다. 여자는 14세 남자는 16세가 되어야 이성이 어느 정도 확실해진다. 따라서 이성이 확실해지는 사춘기를 넘길 때까지 어린이는 성인의 보호를 받아야 한다.

순진한 어린이는 언제나 경락이 열려 있어 잘 먹고 뛰놀기만 하면 몸과 정신과 마음의 성장이 이루어진다. 함께 뛰놀고 체험하며 이웃을 배우고 협력, 상생, 사랑을 배운다.

세 살 버릇이 여든까지 간다. 세 살 이전에는 엄마와 떨어지지 않고 사랑을 받아야 몸과 마음과 정신의 성장이 정상적으로 이루어진다. 아기들은 엄마와 떨어지면 공포감이 생겨 경락이 닫히므로 사랑의 에너지를 받지 못한다. 사랑의 에너지를 받지 못한 만큼 인성의 마음이 발달하고 정상적인 성장과 멀어지기 쉽다. 인성의 마음이 성장할수록 욕심만 늘어나고 약삭빠른 인간으로 성장한다. 양심이 성장하지 못하면 정직하지 못하고 남을 속이고 거짓말을 한다. 잔머리를 굴리고 수단과 방법을 가리지 않고 자기의 이익을 극대화하려 한다. 바로잡지 못한 사람은 능력이 있어 해외에서 활동한다 해도 국제사기꾼으로 전락하기 쉬운 것이다.

요즈음 우리의 어린이들은 돌만 지나도 스마트 폰을 갖고 논다. 일찍부터 배우는 것이 지나치게 많아 너무 일찍 약아지고 뛰놀 시간이 없다. 이웃은 경쟁의 대상이며 다른 사람을 믿지 말라고 가르친다. 너무 똑똑하고 영악해서 순진한 어린이를 보기 어려울 정도이다. 영악하다는 말은 이해에 분명하고 약다는 말로 자기의 이익을 잘 챙긴다는 뜻이다. 경락이 닫힌다는 의미인 것이다.

부자 동네로 갈수록 밖에서 노는 어린이를 보기 어렵다. 농촌에는 어린이가 별로 없다. 뛰놀 곳은 자동차에 빼앗기고 뛰놀 친구도 적어 뛰놀기를 좋아하지 않는다. 가장 중요한 시기인 초ㆍ중등학교 시절에는 저녁시간을 학원에서 보내든가 인터넷에 빠져 수면 부족에 시달리는 어린이가 많아진다. 잘만 먹으면 잘 클 것으로 생각해 너무 잘 먹는다. 운동 부족과 함께 비만에 시달리는 어린이가 증가한다. 운동 부족에 바른 자세를 교육받지 못해 체형이 바르지 못한 어린이가 늘어난다. 체력을 키우기 어려워 체력이 약하며 면역력, 적응력, 인내심도 떨어져 퇴행성 질환이나 성인병이 조기에 나타난다.

체력의 증가율은 16세를 넘으면 감소되며 체력은 30세에 절정을 이루며 40대가 되면 절반 이하로 떨어진다. 나이 들수록 체력이 떨어짐에 가속이 붙으며 늘리는 것은 더욱 어렵다. 인간은 경락이 열릴 수 있는 삶을 살아갈 때 건강과 장수와 행복을 누린다.

혈관의 성장 발달 또한 16세까지 이루어지고 그 이후에는 노화가 시작된다. 16세 이후에는 뇌가 의식 활동을 하며 책임이 따르는 사회생활을 해야 한다. 오욕과 팔정을 느끼며 욕심을 키우고 이를 실현하려는 삶을 살아가기 쉬우므로 경락이 닫히는 기회가 많아진다. 경락이 닫히면 생체전기의 생성이 중단되므로 활성산소가 생성되어 모세혈관에 손상을 주어 혈관이 노화된다.

물질문명이 발달한 요즈음 세대 사람들은 너무 일찍부터 경락이 닫히는 삶을 살고, 뇌를 써서 욕심을 만족시켜야 하는 삶을 살게 되어 정기를 소모하는 삶을 살아간다. 욕심은 채울수록 더욱 커지며 혈관의 노화와 수명의 단축으로 이어진다. 체력을 키우지 못하고 혈관도 발달시키지 못해 퇴행성 질환이나 성인병이 조기에 나타난다. 결국 현대의학의 도움을 받으며 약으로 버티며 살아가는 사람이 증가한다. 나이 들수록 먹는 약이 많아진다. 당뇨나 고혈압이 없어도 동맥이 막혀 발을 절단하는 젊은이가 생긴다. 10대에 파킨슨 질환도 생기고 중풍환자도 생길 정도이다.

우울증에 시달리고 공황장애에 시달리는 젊은이가 증가한다. 평균 수명이 늘다 보니 나이 들수록 우울증이나 공황장애, 화병 등 정신질환도 증가하여 파킨슨 질환이나 알츠하이머, 치매 환자가 급증한다. 모두 사랑의 에너지를 받지 못해 뇌세포가 죽어서 나타나는 현상이며 결코 영양분으로 인한 결과가 아닌 것이다. 경락이 닫히는 삶으로 사랑의 에너지를 받지 못했기 때문이다.

# 10

# 생체 발전기와
# 기 순환 조절

생체전기는 단전호흡으로 음기와 양기를 받아들여 경락체계
를 순환시켜 생산한다. 우리 몸에서 생체전기를 생산하는 발전
기는 상단전과 하단전, 그리고 이들 사이를 이어주는 8개의 기
경과 12개의 십이경락으로 체계를 이룬다. 기경팔맥은 기를 통
하는 고속통로와 저장고 역할을 하고 12경락은 기의 흡수와 사
용을 위한 일반통로 역할을 한다. 우리 몸의 기 순환은 몸의 앞
쪽으로 내려가서 뒤쪽으로 올라가며 몸의 뒤쪽에서 앞쪽으로
시계 반대 방향으로 순환한다.

상체와 하체의 비율이 3:7이며 경계는 횡격막이다. 상체를
운행하는 기는 손가락을 되돌아오고 하체를 운행하는 기는 발

가락을 되돌아온다. 경락이 열린 상태에서 손가락과 발가락을 이용하여 힘든 일을 하면 저절로 기 순환이 이루어져 생체전기가 생성되므로 체력이 소모되지 않는다.

체력을 만들 때는 필요한 만큼만 생산하지만 어느 정도는 쓰고 남을 정도로 생산한다. 따라서 손과 발을 쓰며 힘든 일을 하는 육체노동을 하는 사람들은 체력을 키우기 위하여 별도의 운동을 하지 않아도 체력이 증진되며 유지된다. 육체적 노동을 하지 않는 사람은 체력을 증진하고 유지하기 위하여 별도로 무산소 운동을 해주어야 한다. 손가락과 발가락으로 지탱하는 모든 운동은 기 순환을 촉진한다.

음경맥은 단전에서 손끝과 발끝으로 기를 내리고, 양경맥은 손끝과 발끝에서 상단전으로 기를 올린다. 기를 보낼 때는 음경맥으로 보내고 양경맥으로 회수한다. 모든 양경락은 상단전으로 이어지고 모든 음경락은 하단전으로 이어진다. 양경락 영역의 피부의 기공과 경혈로부터 음기가 흡수되어 양경락을 통하여 상단전으로 들어간다. 음경락 영역의 피부의 기공과 경혈로부터 양기가 흡수되어 음경락을 통하여 하단전으로 들어간다.

우리 몸에서 생체전기를 생산하는 발전기는 상단전과 하단전과 기경팔맥이다. 8개의 기경奇經은 기를 고속으로 통행시키고 저장하는 기능만 한다. 몸의 앞쪽에는 기경팔맥 중 임맥任脈, 충맥衝脈, 음유맥陰維脈, 음교맥陰蹻脈이 주행하고 상단전의 기를 하단전과 팔과 다리로 내린다. 몸의 뒤쪽에는 독맥督脈, 양유맥陽維脈, 양교맥陽蹻脈이 주행하며 하단전의 기와 팔과 다리의 기를 상단전으로 올린다. 몸의 상하 중심인 배와 허리를 횡으로 주행하는 대맥帶脈이 있어 상체와 하체의 기의 균형 유지를 담당한다.

기경팔맥은 기가 흐르는 고속통로와 저장고 역할을 한다. 요소요소에서 십이경맥과 이어져 기 순환의 효율성을 높인다. 기경팔맥에 소속된 경혈은 모두 십이경락과 이어지는 곳이다. 장성환의 경혈학에 따르면, 양교맥에 좌우 24혈, 음교맥에 좌우 8혈, 양유맥에 좌우 34혈, 음유맥에 좌우 14혈, 대맥에 좌우 10혈, 충맥에 좌우 28혈이 있는데 모두 해당되는 십이경맥과 이어지며 경혈의 명칭이 십이경맥에 소속된 경혈의 명칭을 따른다. 임맥과 독맥은 외줄이지만 가지인 낙맥이 있다. 독맥은 몸통 내에 3개의 가지가 있고 외부에 나와 있는 독맥이 낙맥이다. 임맥의 24혈과 독맥의 28혈은 십이경맥과 기경팔맥이 서로 교차한다.

발의 복사뼈 위로 3촌 되는 곳에는 삼음교三陰交라는 경혈이 있는데 족삼음경인 간경, 비경, 신경이 서로 만나고 기경팔맥인 충맥과도 만난다. 몸의 부위에 따라 근육 운동에 필요한 생체전기를 효율적으로 원활하게 공급할 수 있는 구조와 체계를 이룬다. 기의 흡수와 소모를 담당하는 십이경락은 한 방향으로만 흘러 일방통행이며 요소요소에서 기경팔맥과 이어진다.

기를 사용할 때 하단전을 나온 진기는 기경팔맥과 12경락을 통하여 말단 피부뿐 아니라 조직의 세포 하나하나에까지 가장 빠르게 공급된다. 진기는 상단전이나 하단전에서도 공급되며 기경팔맥에 머물던 기도 사용될 수 있으며 가장 빠르게 공급될 수 있는 길을 택한다. 어떤 길을 택하든 몸의 앞쪽으로 내려가고 뒤쪽으로는 올라가는 방법으로 기를 받아들일 때나 소모할 때나 일관되게 동일한 방향으로 기의 순환이 이루어진다. 관개 시설이 잘된 논에 물이 공급되는 양상과 같아 온 몸의 조직과 세포 하나하나에까지 효율적으로 기를 공급한다. 경락 체계는 무선 통신망과 같아 유선 통신망인 혈관이나 신경계통보다 상위의 순환 체계이다. 유선 통신망은 인성의 나인 뇌가 주관하고 총괄하며 무선 통신망은 천성의 나인 영혼이 주관하고 총괄한다.

발전기의 근간인 상단전과 하단전간의 주된 고속통로는 앞쪽이 임맥任脈이며 뒤쪽이 독맥督脈이다. 임맥에는 양기가 흐르고 독맥에는 음기가 흐른다. 상단전은 음기를 양기로 바꾸고 하단전은 양기를 음기로 바꾼다.

## 우리 몸과 경락

우리 몸의 피부와 근육과 뼈와 장기는 기를 효과적으로 운영하기 위해 12개의 십이경락이 관장하는 구역으로 나누어져 있다. 사랑의 에너지가 피부로부터 들어와서 생체전기로 되어 온 몸으로 공급되어야 하므로 육장육부는 물론 피부와 근육과 뼈도 경락별로 구획된다.

우리 몸을 관리 운영하는 장기는 12개로 육장육부六臟六腑이다. 육장육부를 관장하는 12개의 경락을 십이경락이라 한다. 육장육부의 명칭과 동일한 명칭의 경락이 있어 해당되는 부위와 장부에 기를 공급하며 기능을 통제한다. 장臟은 생산을 담당하고 부腑는 수송과 배분을 담당하므로 장과 부가 협력해야 건강이 유지된다.

발을 뻗고 앉아 있을 때 햇빛이 비치는 몸의 바깥 부위가 양경락 영역이며 비치지 않는 안쪽 부위가 음경락 영역이다. 머리와 얼굴은 모두 양경락 영역이다. 양경락 영역의 피부의 기공과 경혈로부터 음기가 흡수되고 음경락 영역에서 양기가 흡수된다. 양경락에는 음기가 흐르고 음경락에는 양기가 흐른다. 상체와 하체에 각각 안쪽과 바깥쪽에 음양의 강도에 따라 3음陰3양陽으로 나뉘어 12개의 경락이 있다. 상체와 하체의 바깥쪽과 안쪽에 각각 3개씩으로 수삼음경과 양경, 족삼음경과 양경이다. 음양의 강도에 따라 삼음은 소음少陰, 궐음厥陰, 태음太陰이며 삼양은 소양少陽, 양명陽明, 태양太陽이다. 경락에 따라 기를 흡수하는 기공과 경혈을 다르게 소유하며 위치에 따라 시간에 따라 기능과 성능이 다르게 나타난다.

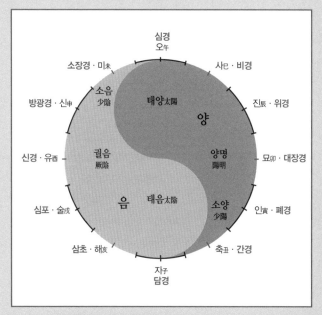

**그림 4. 십이경맥의 시간 배속**

육장은 심장, 폐장, 심포, 간장, 신장, 비장이며 음경락이 관장한다. 육부는 소장, 대장, 삼초, 담, 방광, 위장이며 양경락이 관장한다. 심포와 삼초는 현대의학에는 없는 장부이다. 심포心包는 심장을 보호하는 장기이며 마음보이다. 마음보를 제대로 써야 심장이 사랑의 에너지를 받아 보호를 받고 하는 일이 잘 된다. 삼초三焦는 몸을 상중하로 나누어 순환기, 소화기, 생식기에 기운을 공급하는 기관으로 상초, 중초, 하초라 하여 삼초이다.

십이경락 중 수삼음경과 수삼양경이 상체를 관장하고 족삼음경과 족삼양경이 하체를 관장한다. 수삼음경은 수삼양경과 손가락에서 이어지고 족삼음경은 족삼양경과 발가락에서 이어진다. 수삼음경은 폐경, 심경, 심포경이며 수삼양경은 대장경, 소장경, 삼초경이다. 족삼음경은 간경, 비경, 신경이며 족삼양경은 담경, 위경, 방광경이다. 폐경은 대장경과, 심경은 소장경과, 심포경은 삼초경과 손가락에서 이어진다. 간경은 담경과, 비경은 위경과, 신경은 방광경과 발가락에서 이어진다.

# 11

# 심장에 생체전기를
# 공급하는 단전

심장은 심방에 페이스메이커가 있어 주기적인 전기신호를 보냄으로써 작동한다. 안정 시, 성인의 심장박동이 분당 60~100회일 때 정상으로 보며 평균적으로 페이스메이커의 주기는 0.8초이므로 분당 75회 박동한다. 심장의 박동능력이 체력이며 심장은 생체전기를 생산하거나 저장하지 못한다. 생체전기의 공급은 단전호흡으로 음기와 양기를 흡수하여 상단전과 하단전으로 순환시켜 생산한다.

필자의 경험에 의하면 단전호흡 수련으로 경지에 다다르자 단전호흡이 스스로 이루어지며 단전에서 기가 순환되는 모습이 심장의 박동 모습과 동일함을 느끼게 되면서 심장에 생체전기를 공급하는 기관이 단전임을 확신하게 되었다.

단전호흡을 수련하여 경지에 오르면 순환되는 기의 양이 증가하며 어느 단계를 넘으면 임독자개任督自開가 이루어진다. 임맥과 독맥의 닫혔던 경혈이 스스로 열린다고 하여 임독자개라 한다. 임맥과 독맥에 기가 도는 현상을 소주천小周天이라 하며 전신으로 기가 도는 현상을 대주천大周天이라 한다. 임맥과 독맥이 열리면 숨을 멈추어도 기 순환이 중단되지 않아 생체전기의 생성이 지속적으로 이루어진다. 호식과 흡식으로 이루어지는 주기적인 폐호흡의 형태는 없어지며 흡식을 하지 않고 호식 위주의 호흡으로 바뀐다. 기 순환 주기를 심장의 박동주기와 일치시키기 위함이다.

기 순환은 심장의 박동주기와 일치하고 상단전과 하단전을 순환해야 하므로 순환되는 기의 수량이 증가할수록 순환되는 느낌은 더욱 강력해진다. 몸의 움직임이 클수록 순환되는 기의 수량도 증가한다. 순환되는 기의 수량이 증가하면 경락은 두터워지고 세 개의 단전이 합쳐져 상단전으로 통합된다. 앞쪽을 흐르는 경락은 앞쪽끼리 뒤쪽을 흐르는 경락은 뒤쪽끼리 통합되며 경락이 두터워진다. 상단전에서 컨베이어벨트가 돌아가듯이 기 순환이 이루어지므로 기 순환을 언제나 느낄 수 있게 된다.

상단전이 기를 빨아들이고 순환시키는 모습은 심장의 박동 모습과 일치하여 상단전으로 심장이 옮겨온 것으로 느껴진다. 임맥과 독맥을 통하는 기가 먼저 들어오고 좌우측 유맥과 교맥에서 들어오는데 시차가 있어 상단전에서 이루어지는 기 순환 모습이 심장의 박동 모습과 일치하기 때문이다. 단전에서 조절되는 생체전기가 심장에 그대로 공급된다는 의미이다.

# 12

## 심경락은 양기의 순환을,
## 신경락은 음기의 순환을 통제

우리 몸의 체력의 생산은 영혼이 주관하여 경락을 여닫아 조절한다. 영혼은 창조주의 분신이므로 영혼이 활동하면 기를 마음대로 운용할 수 있다. 창조주의 뜻에 일치하는 마음 상태이거나 일치하는 일을 할 때만 영혼이 활동해 경락이 열린다. 영혼은 심경락心經絡과 신경락腎經絡을 여닫는다. 심경락은 양기의 순환을 통제하고 신경락은 음기의 순환을 통제한다. 심경락이 닫히면 양기의 순환이 중단되고 신경락이 닫히면 음기의 순환이 중단된다.

임맥과 독맥에는 중간에 기 순환을 조절하는 밸브가 있어 경락이 여닫힌다. 바로 단중혈膻中穴과 대추혈大椎穴이다. 임맥에는 양기가 흐르고 독맥에는 음기가 흐르므로 임맥의 단중혈膻中穴이 닫히면 양기의 순환이 중단되고, 독맥의 대추혈大椎穴이 닫히면 음기의 순환이 중단된다.

단중혈은 좌우 유두를 잇는 선과 정중선이 만나는 곳으로 임맥에 소속된 경혈 24개 중 8번째 경혈이다. 한의학에서는 단중혈이 상초上焦를 다스리고 가슴을 편안하게 하며, 기를 하강시켜 경락을 소통시키며, 심장 기능에 대해 특이한 조정 작용을 한다고 한다. 이마의 양 눈썹 사이에 있는 인당印堂이 상단전과 통하듯이 단중혈은 중단전과 통한다. 단중혈에서 닫혀 심경락이 닫히면 중단전의 기 순환이 중단된다. 중단전의 기 순환이 중단되면 하단전에 기의 공급이 중단되어 저장된 선천기를 생체전기로 바꾸어 사용해야 하므로 정기가 소모되므로 수명의 단축으로 이어진다.

단중혈이 닫히면 상단전을 나온 양기가 하단전으로 내려가지 못한다. 뿐만 아니라 음경락 영역에서 들어오는 양기도 하단전으로 내려가지 못한다. 따라서 심경락이 닫히면 중단전이 닫히며 하단전으로 기가 공급되지 못해 생체전기의 생성이 중단된다. 그러면 하단전에 저장된 정기를 생체전기로 바꾸어 사용해야 하므로 정기를 소모해 발전기를 돌리게 되므로 수명의 단축으로 이어진다.

한편, 심경락이 닫히면 가슴의 단중혈에서 닫혀 상단전을 나온 양기가 하단전으로 내려가지 못하여 생체전기의 생성이 중단되고 상기上氣되는 현상이 나타난다. 상기되면 더운 양기 火氣가 하단전으로 내려가지 못하고 정체되어 가슴이 답답해지며, 상단전으로 차오르면 혈압이 오르고 열이 나므로 화가 치민다고 말하고, 화기가 정체되므로 울화증鬱火症이라 하고 줄여서 화병火病이라 말한다. 심하면 폭발하여 뚜껑이 열린다고 말한다. 뚜껑이 열려 폭발하면 뇌출혈과 뇌졸중으로 이어진다. 다혈질이거나 화를 잘 내는 사람은 뇌졸중이나 심장마비를 일으키기 쉬우며 수명의 단축으로 이어진다. 하루에 화를 5번 이상 낸다면 뇌졸중이나 심장마비로 이어질 가능성이 매우 커진다고 한다. 심경락이 닫히면 가슴이 답답해지므로 가슴을 두드리게 된다. 가슴을 펴든가 숨을 크게 내쉬면 답답함이 조금 풀린다.

뇌가 의식 활동을 하거나 인성의 마음인 욕심이 발동하면 심경락이 닫힌다. 오욕팔정이 심경락을 닫는 것이다. 오욕은 재물욕, 성욕, 음식욕, 명예욕, 수면욕이다. 팔정은 희喜, 로怒, 애哀, 락樂, 우憂, 애愛, 오惡, 욕慾이다. 감각기관인 오관五官이 작동되어도 경락이 닫힌다. 오관인 눈, 귀, 코, 혀, 피부에서 느끼는 감각과 생각에서 오는 의식意識을 합쳐서 뇌식腦識이라 하는 데, 뇌가 활동하는 뇌식이 이루어지면 경락이 닫히는 것이다. 생각을 하면 경락이 닫힌다고도 할 수 있다. 체력이 소모되고 정기가 소모된다는 의미이다.

욕심이나 번뇌, 망상, 근심, 걱정, 불안, 초조, 두려움, 공포는 심경락을 닫는다. 심경락이 닫혀 근심 걱정이 쌓이면 우울증憂鬱症이 되고 화기가 쌓이면 울화증鬱火症이 되어 뇌세포가 지속적으로 죽는다. 특히 화를 내면 심경락이 심하게 닫힌다.

대추혈大椎穴은 머리와 몸의 뒤쪽을 지나는 독맥에 소속된 경혈 28개 중 14번째 경혈이다. 한의학에서는 6개의 양경맥인 수족 삼양과 독맥이 만난다고 한다. 모든 양경락이 닫히면 흡수된 음기가 상단전으로 올라가지 못한다. 대추혈은 경추 7개 중 맨 아래 가장 튀어나온 제7 경추극돌기頸椎棘突起 아래에 위치한다. 대추혈이 닫히면 대추혈 부근의 등 근육이 뭉쳐 딴딴해진다. 70대 이상 노인 특히 여자에게서 등의 근육이 뭉치고 어깨로 이어지며 근육통에 시달리는 사람이 많지만 젊은이들에게도 흔하게 나타난다. 스마트 폰이나 컴퓨터의 사용을 너무 오래하고 자세가 나빠져 일자목이 된 사람에서 자주 나타난다.

근육이 뭉치면 기 순환이 이루어지지 못한다. 어깨에 피로감이 오므로 두껍고 무거운 옷을 입으면 피로를 느끼며, 등을 두드려주기를 원한다.

뭉친 근육은 반드시 풀어주어야 한다. 방치하면 등과 어깨의 근육통으로 이어진다. 근육통으로 이어지면 물리치료나 재활치료로 쉽게 치유되지 않는다. 환자 스스로 움직여 사랑의 에너지를 주어 운동으로 해결하는 것이 빠르다.

대추혈에서 막히면 신경락이 닫혀 하단전을 나온 음기가 상단전으로 올라가지 못한다. 신경락은 불평불만을 하든가 신세한탄을 하든가 소위 바가지를 긁으면 닫힌다. 내가 가진 것이 커 보이거나 감사할 때 신경락이 열린다. 여자들은 소위 바가지를 잘 긁는다. 바가지를 긁으면 남자는 아무런 영향도 받지 않지만 긁은 사람의 신경락이 닫혀 긁은 사람의 수명만 단축된다. 누구나 체력이 떨어지면 본능적으로 몸을 보호하기 위하여 감각에 예민해지며 근심걱정과 불평불만, 잔소리가 많아진다. 경락이 닫힌다는 의미이다.

신경락이 닫히면 하단전을 나온 음기가 상단전으로 올라가지 못해 뇌에 시원한 음기가 공급되지 못하므로 뇌세포가 죽으며 우울증으로 이어진다. 하단전을 나온 음기는 순음진기로 상단전을 지나면서 순양진기가 되고 하단전으로 되돌아오면서

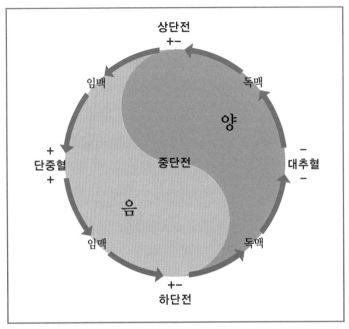

그림 5. 기 순환과 경락의 여닫힘

강화되어 선천기 즉 정기로 되고 저장되는데, 신경락이 닫히면 정기의 생산이 중단되므로 수명의 단축으로 이어진다.

심 · 신 경락이 닫히면 정기를 소모하며 생체전기를 생산해야 하므로 작은 일에도 피로감을 느끼게 된다. 몸속에서 주행하는 독맥은 막히지 않아 정기를 소모하여 생산된 생체전기는 상단전으로 올라가므로 기 순환은 이루어지지만 양경락 영역에서 흡수된 음기가 상단전으로 올라가지 못하므로 체력이 스스로 생성되지 못할 뿐만 아니라 체력의 소모가 커져 항상 피로감이 오고 노화된다.

# 13

# 사랑의 에너지와
## 활성산소

현대인의 질환 중 90%가 활성산소와 관련이 있다고 알려져
있다. 산소가 우리 몸 곳곳으로 전달되듯 활성산소도 우리 몸
어느 기관에서든지 생길 수 있다. 활성산소는 사람이 활동하면
서 자연적으로 생기는 부산물로 적정량의 활성산소는 세균이
나 바이러스가 침범했을 때 이를 공격하여 제거해주는 역할을
한다. 그러나 활성산소는 정상적인 세포를 세균이나 바이러스
로 착각하고 공격하여 병을 일으키는 노화와 현대병의 주범이
라고 할 수 있다. 활성산소는 세포를 손상시키고 재생을 막기
때문에 특히 심혈관 질환, 치매, 관절염, 백내장 등 퇴행성 질
환과 관련이 깊다.

현대의학이 아는 활성산소reactive oxygen species는 호흡 과정에서 몸속으로 들어간 산소가 산화 과정에서 이용되면서 생산되는 변형된 산소이다. 음식물 대사과정에서 필연적으로 생성된다. 마시는 산소의 2% 정도가 활성산소로 변하고 심하면 5%에 이른다고 한다. 대표적 활성산소는 과산화수소$H_2O_2$, 수산화 라디칼OH-, 초과산화 이온$O_2$-이다.

체내에서 생산되는 항산화 물질은 항산화 효소이며 초과산화이온을 산소와 과산화수소로 변환해주는 효소superoxide dismutase, 카탈라아제catalase, 글루타티온 과산화효소 glutathione peroxidase가 있다. 글루타티온 과산화효소에는 셀레늄selenium이 촉매 역할을 하므로 셀레늄이 항산화제로 이용되고 있다.

현대의학이 말하는 활성산소 생성 이유는, 과도한 운동, 과음, 과식, 흡연, 스트레스, 전자파, 오염물질, 자외선이나 방사선 과다 노출을 들고 있다. 특히 스트레스가 가장 큰 영향을 주는 것으로 생각한다.[5]


현대의학은 항산화 작용이 우수한 식품을 섭취함으로써 활성산소를 감소시킬 수 있다고 생각한다. 항산화 작용이 우수한 식품은 ① 빨강, 노랑, 초록, 보라, 검정색 등 색깔이 있는 과일과 채소비타민 A, C, E ② 고등어, 연어, 참치, 청어 등의 생선 기름오메가 3 ③ 각종 견과류오메가3 ④ 식물성 기름참기름, 들기름, 올리브유, 옥수수기름, 아마씨유 등, ⑤ 마늘양파, 파, 부추 ⑥ 고추 등이다.

항산화제로 알려진 식물 영양소는 ① 카테킨녹차 추출물 ② 라이코펜토마토 껍질 추출물 ③ 설포라판브로콜리 추출물 ④ 루테인마리골드 추출물 ⑤ 체리 추출물 ⑥ 안토시아닌검은 콩, 포도씨 추출물 ⑦ 베타카로틴양배추, 당근, 녹황색 채소 추출물 ⑧ 이소플라본콩 추출물 ⑨ 빌베리블루베리 추출물 ⑩ 플라보노이드적포도주, 자몽, 오렌지, 레몬, 라임의 속껍질 추출물 등이다.

식물이 소유한 모든 천연 색소는 항산화 작용을 한다고 볼 수 있다. 요즈음에는 블루베리, 멀베리, 빌베리, 라스베리, 복분자, 뽕나무 열매, 산딸기 등 모든 베리berry 종류가 각광을 받

5 활성산소 검사는 활성산소를 직접 측정하지 않는다. 프리라디칼은 매우 불안정해 순식간에 사라지므로 직접 검출하기 어렵다. 따라서 대리 지표 중의 하나로 지질의 과산화 정도를 측정해 판단한다. 세포막이나 불포화 지방산이 활성산소나 자외선, 방사선 등에 의해 활성화되어 과산화된 최종 산물인 말론디알데히드(MDA : Malondialdehyde)를 티오바르비탈산(TBA : thiobarbituric acid)와 반응시킨 후 분광 광도계를 이용하여 검사한다. 활성산소의 수치는 소변이나 혈액검사로 알 수 있다. 정상 수치는 160~230이며, 230~310은 경계 수치, 310~340은 저산화적 스트레스, 340~400은 중산화적 스트레스, 400~600은 고산화적 스트레스, 600 이상이면 심각한 산화적 스트레스 상태로 생각한다. 운동이나 비타민 섭취 등 체계적 관리가 필요하다고 한다. 대용량의 비타민 C, 각종 항산화제나 킬레이트 주사 등 많은 요법이 이용된다.

고 있다.

이들의 모든 성분은 화학적으로 육각형 구조인 페놀 구조를 함유하므로 폴리페놀polyphenol로 분류되며, 항산화 작용을 하는 성분으로 피토케미칼phytochemical이라 하여 한 분야를 이루며 건강 보조 약이나 건강식품으로 사용이 급증되고 있다. 육각형의 모양에서는 사랑과 자비의 생명 에너지의 흐름이 나타나는데 이를 히란야hiranya 파워라 한다. 사랑의 에너지인 기가 모이는 구조이다. 히란야의 평면을 입체화하면 피라미드가 된다. 피라미드의 중심으로도 기가 모인다. 항산화 물질인 폴리페놀의 기본 구조도 육각형이다. 생명체가 좋아하는 구조이다.

물은 존재할 때 몇 개의 분자가 결합되어 활동한다. 5개가 결합할 때 5각수, 6개가 결합할 때 6각수라 한다. 육각수의 결정을 많이 포함한 물이 좋은 물이다. 눈의 결정 모습이 육각형이며 물 분자가 6개가 결합된 모습이다. 5개가 결합된 5각수는 생명체에게 좋은 물이 아니다.

현대의학은 활성산소가 생성되는 원리를 아직까지 정확히 밝히지 못했다. 활성산소의 생성은 혈액순환이 중단되었다가 재개될 때 다량으로 생성된다고 한다. 그러고 보면 활성산소의 생성은 근본적으로 기 순환이 중단되어 생체전기의 공급이 중단될 때 나타나는 현상이다.

심장의 박동과 함께 심장을 나온 혈액은 동맥을 따라 모세혈관으로 흐른다. 모세혈관에는 혈압이 거의 없으므로 심장의 박동력이 모세혈관에는 미치지 못함을 의미한다. 자율신경의 명령을 따르지만 동맥에는 평활근이 있어 연속적으로 수축함으로써 혈액이 순환된다.

기 순환이 중단되면 동맥의 혈관도 위축되고 소멸되어 가늘어지기도 하며 막히기도 한다. 모세혈관에는 근육이 없고 상피세포로만 이루어지므로 모세혈관에 기가 공급되지 못하면 혈액순환이 중단되므로 모세혈관을 이루는 내피세포가 죽어 손상으로 이어진다.

자율신경에 의하여 동맥의 근육이 지속적으로 수축하여 동맥혈이 순환되는데 기 순환이 멈추면 생체전기도 공급되지 못하므로 근육이 위축되거나 소실되어 혈관이 가늘어지기도 하고 막히기도 한다. 구경이 비교적 큰 동맥으로 심장에 혈액을 공급하는 관상동맥이나 머리로 가는 경동맥, 다리로 가는 큰 동맥까지 가늘어지고 막히기도 한다. 나이 들어갈수록 몸의 좌우 동맥의 굵기가 달라진다. 특히 뇌에서 달라질 때 심각한 문제를 일으킨다. 좌우 팔에서 측정하는 혈압의 수치가 다를수록 문제가 심각하다는 의미이다.

모세혈관에는 근육이 없고 혈관은 내피세포로만 이루어진다. 따라서 **기 순환이 멈추면 모세혈관의 혈액순환도 멈추어 내피세포가 죽어 손상을 받는다.** 기 순환이 중단되면 모세혈관에 혈액이 공급되지 못해 활성산소가 생성된다. 어느 조직이든 모세혈관을 소유하므로 기의 공급이 중단되면 활성산소가 생성되어 중단된 부위의 모세혈관이 손상을 받는다.

잠을 자더라도 호흡을 하게 되므로 호흡펌프가 작동된다. 호흡이 약해지면 혈액순환도 그만큼 나빠진다. 잠을 자면서 코를 심하게 골면 순간 무호흡증이 오게 되므로 혈액순환이 나빠져 심혈관 질환을 악화시킨다. 숨을 멈추면 기 순환도 중단되어 활성산소가 생성되기 때문이다. 여하한 경우라도 숨을 멈추는 행위는 하지 않아야 한다. 순간 무호흡증이라도 활성산소가 생성되어 세포를 죽이는 것이다. **숨을 잠깐이라도 멈추어 사랑의 에너지가 공급되지 못하면 세포의 생명활동이 멈춘다.**

사십대가 넘으면 정상인 중 50%가 크고 작은 뇌경색을 경험한다고 한다. 체력도 반 이하로 떨어진다. 혈관이 16세까지 발달하고 분화하며 16세가 넘으면 노화로 이어지는 탓인데, 근본 원인은 경락이 닫히는 생활을 하게 되어 생체전기의 공급이 중단되는 것이다.

16세 이후에는 경락이 닫히는 생활을 하기 쉽다. 뇌를 많이 써야 하고 생각을 많이 하고 근심 걱정이 늘어나 경락이 닫히는 삶을 살아가기 때문이다. 뇌세포를 죽이므로 정신질환을 야기하고 온 몸의 세포도 생체전기가 공급되지 못하면 세포가 죽어 질병으로 이어진다. 죽은 뇌 세포는 다시 살아나지 못하므로 뇌 세포가 많이 죽으면 결국 치매로 이어진다. 체력을 초과하는 운동을 해도 사랑의 에너지 부족으로 활성산소가 생성된다. 활성산소는 뇌세포와 혈관을 이루는 내피세포를 죽이므로 뇌경색이나 혈관의 노화와 직결된다. 나이 들어가며 기 순환 능력이 떨어지므로 혈관의 잔가지가 없어져가며 혈관의 노화 현상도 오고 당뇨가 심해지면 발가락으로 가는 동맥도 막히고 심하면 넓적다리를 통하는 큰 동맥도 막힌다. 머리에 혈액을 공급하는 경동맥이 막히기도 한다.

젊은이라도 운동을 하지 않고 성장한 경우, 나이와 상관없이 조기에 혈관의 노화가 나타난다. 젊은 나이임에도 뇌졸중, 중풍이 온다. 요즈음에는 어린 나이에도 온다.

생체전기의 생산을 근본적으로 늘리려면 적절한 운동으로 근육펌프를 작동하게 해 혈액순환을 돕고 단전호흡으로 기를 흡수해 순환시킴으로서 생체전기를 생산할 수 있어야 한다. 필자가 알게 된 근육 펌프와 호흡 펌프를 동시에 작동시킬 수 있는 호식 위주의 동적인 단전호흡인 '호호 기 순환 운동법'은

여하한 경우라도 생체전기의 생산과 심장의 박동 기능을 극대
화시키므로 활성산소에 대한 효율적인 근본 대처법이 된다. 특
히 어떠한 장애인이라도 몸의 일부라도 움직일 수 있다면 운동
이 가능하므로 장애인의 체력 강화와 수명의 연장을 위한 운동
이 될 수 있다. 장애인들은 운동을 제대로 하지 못해 사랑의 에
너지를 받기 어려우므로 정상인보다 노화가 빨리 온다. 호흡법
을 배워 호식 위주의 호흡을 하면 체력을 생성하기 쉬우므로
노화에 대비한 근본 대책이 될 것이다.

# 14

## 체력과
### 생명력 · 면역력 · 적응력

생명체를 이루는 세포 하나하나는 생체시계가 있어 생체전기의 힘으로 정해진 시간을 가동해 생명활동을 한다. 세포의 종류에 따라 생명활동을 할 수 있는 수명이 정해진다. 생체전기의 힘으로 세포 하나하나는 생명활동을 함으로써 생명력과 면역력을 얻어 생명체의 존재를 유지한다. 결코 영양분을 더 섭취한다고 수명이 연장되지 않는다. 영양분은 육신의 유지와 관리를 위하여 필요하며 생명현상과 육신을 움직이고 활동하기 위한 힘은 생체전기로부터 얻는다. 사랑의 에너지로 생명활동이 이루어져 생명력과 면역력, 적응력을 생산한다. 영양분에서 얻는 게 아니다. 영양분에 포함된 특수 이온이 전기적으로 가능을 하여 면역력에 도움을 주기는 하지만 근본적으로 사랑의 에너지라야 생명활동을 위한 에너지와 면역력, 생명력, 적응력을 위한 에너지 역할을 한다. 면역력이나 생명력, 적응력은 생명현상이므로 사랑의 에너지가 공급될 수 있어야 발현되는 것이다.

인간의 생명력과 면역력과 적응력은 모든 생명체 중에서 가장 강하다. 인간을 포함한 모든 생명체는 피조물이지만 인간만이 창조주의 분신이기 때문이다. 그러므로 인간의 영혼 자체를 죽일 수 있는 약물이나 생명체는 존재하지 않는다. 영혼이 활동해 사랑의 에너지를 받아들이는 한 인간은 죽지 않는다. 생체전기가 공급되므로 세포의 생명활동이 가능해져 생명력과 면역력이 유지되기 때문이다.

인간의 생명력과 면역력에 영향을 주는 호르몬이나 백혈구가 제 기능을 하려면 영혼이 활동함으로서 기의 순환이 순조롭게 이루어져 생체전기의 공급이 지속될 수 있어야 한다. 세포 하나하나는 생체전기로 작동되는 생체시계를 갖는다. 생체전기가 공급되지 않으면 생체시계는 멈추어 죽음으로 이어진다. 세포 하나하나도 사랑의 에너지를 받아야 생명활동을 해 생명력과 면역력을 발휘한다. 사랑의 에너지는 생명활동을 가능하게 하는 에너지이며 생성과 치유의 에너지이며 신성한 에너지이다. 사랑의 에너지로 치유되지 않는 질환은 없다.

영혼이 활동하여 사랑의 에너지를 받으면 생체전기가 스스로 생성되므로 인간의 생명력이나 면역력, 적응력은 모든 생명체 중에서 가장 강하다. 인간은 위기 상황을 맞으면 생체전기를 스스로 무한정 생산할 수 있으므로 뇌와 심장의 기능이 좋아진다. 지혜도 생기며 초인적인 인내력과 체력을 발휘하게 되어 생명력과 면역력이 증가하고 적응력이 커진다.

생체전기의 생산이 극대화되면 뇌와 심장의 기능도 따라서 극대화된다. 자신감도 커지고 지혜도 생기며 지능도 높아진다. 불가능한 일을 가능하게 바꾸는 능력이 생긴다. 초인적인 일을 가능하게 해 과학과 문화를 발달시키고 다른 생명체가 이루지 못한 일을 하게 된 것이다.

인간은 누구나 영혼을 소유하므로 해내기 어려운 행위도 지속적으로 반복하면 '무의식의 능력 단계'에 도달해 영혼이 활동하게 된다. 영감도 얻고 불가능한 일을 가능하게 바꾸는 능력도 생긴다. 특정 분야에서 명인名人도 되고, 달인도 되고, 장인匠人도 되며, 명연주자도 되고 초능력자나 전문가가 될 수 있다. 영혼이 활동하므로 신의 경지에 도달할 수 있다. 생체전기

의 생산량을 초인적으로 늘릴 수 있어 올림픽 경기의 기록이
단축될 수 있다.

하지만 인간의 생명력과 면역력이 아무리 강하더라고 영혼
이 활동하지 않으면 다른 생명체와 다름이 없다. 오히려 다른
동물만도 못한 경우도 흔하다. 근본적으로 경락이 열려 창조주
가 주는 사랑의 에너지를 받아 순환시킬 수 있어야 한다. 경락
이 열리는 마음은 천성의 마음이며 하늘마음이며 창조주의 뜻
에 일치하는 마음이다.

따라서 인간은 바른 마음과 자세로 바르게 살아가야 한다.
인간은 영혼이 활동해야 사랑의 에너지를 받는다. 창조주의 뜻
에 일치하는 마음 상태이거나 일치하는 일을 할 때만 영혼이
활동해 경락이 열려 사랑의 에너지를 받아 순환시킬 수 있다.

사랑의 에너지로 치유되지 않는 질환은 없다. 보살핌이나 사
랑은 치유의 기적을 낳는다. 진정으로 감사하는 마음은 경락을
열어 자연 치유력을 촉진한다. 창조주는 사랑이며 진·선·미
자체이므로 진·선·미를 즐기면 기분이 좋아진다. 자연의 아
름다움에 감탄사를 보내고 즐길 수 있음에 감사를 드리면 사랑
의 에너지를 듬뿍 받는다.

인간뿐 아니라 창조주의 몸인 자연과 다른 생명체를 보살피

는 일이 사랑이며 인간이 해야 할 일이다. 인간은 창조주의 뜻에 일치하는 일을 해야 사랑의 에너지를 되돌려 받는다. 되돌려 받는 사랑의 에너지라야 정신과 육신의 병의 치유가 가능하다. 정신의 병은 육신의 병이 되므로 육신의 병에도 사랑의 에너지는 치유 효과가 크다. 암에 걸려도 암에게 사랑을 베풀며 함께 살아가면 치유도 가능해진다. 사랑의 에너지는 암세포도 죽인다. 백혈구에 마음과 함께 사랑의 에너지를 실어 암세포를 공격해 하나씩 제거하면 암도 치유될 수 있다. 사랑의 에너지는 창조주 자신이므로 사랑의 에너지를 이길 수 있는 존재나 생명체는 존재하지 않는다.

인간의 생명력과 면역력이 가장 강하므로 생명력과 면역력이 유지되면 인간은 어떠한 질병에도 살아남는다. 인간의 영혼을 이길 수 있는 생명체는 존재하지 않기 때문이다. 인간이 죽임을 당한다든가 자살을 해도 영혼은 죽지 않는다. 영혼이 활동해 사랑의 에너지를 받으면 영혼은 육신을 지켜준다. 사랑의 에너지로 치유되지 않는 병이 없다는 의미이다.

인간이 사랑을 배우거나 실천하면 사랑의 에너지를 되돌려 받는다. 창조주의 뜻에 일치하는 일을 하면 일을 하는 데 사용한 만큼 사랑의 에너지를 되돌려 받는다. 되돌려 받은 에너지로 발현된 건강과 젊음, 기쁨과 행복은 창조주가 인간에게 주는 보상이며 은총이며 모두 사랑의 피드백이다.

영혼의 활동이 중단되어 체력이 떨어지면 생명력과 면역력이 떨어진다. 떨어지는 만큼 육신은 질병과 장애를 견디는 능력이 떨어진다. 심한 전염병이 돌 때에도 걸리는 사람은 30% 정도라고 한다. 체력이 유지되면 어떠한 질병에도 견딜 수 있다. 체력이 떨어진 사람이 질병에 시달린다.

체력이 떨어져 생명력과 면역력이 떨어지면 다른 생명체와의 균형이 깨져 생존 경쟁이라는 전쟁이 일어나 질병으로 나타난다. 패하면 다른 생명체의 먹이가 되어 소멸로 이어진다. 죽은 후의 시신은 분해 현상이 바로 이루어진다.

# 15

# 생명력 · 면역력 · 적응력을
## 키우는 식생활

모든 생명체가 소유한 생체전기의 전력은 체력이 된다. 생명력과 면역력이며 또한 환경에 적응할 수 있는 적응력이기도 하다. 인간보다 체구가 큰 동물이나 생명체의 체력은 인간보다 더 크다. 천년을 사는 식물의 생명력과 면역력은 그만큼 크다. 인간의 체력이 아무리 강하다 해도 코끼리의 힘을 당할 수는 없다. 그러나 생명력과 면역력, 환경에 적응할 수 있는 능력은 인간이 더 강하다. 인간은 영혼을 소유하므로 영혼이 생체전기를 생산하는 발전기를 직접 가동시킬 수 있다. 극한 상황을 맞을 때 생체전기의 생산량을 무한하게 늘릴 수 있어 생명력이나 면역력, 적응력이 다른 생명체와는 다르다. 인간이 초인적인

활동이 가능한 이유는 바로 영혼에 의한 생체전기의 생산 능력
이다. 영혼이 활동하면 생체전기는 무한정 생산할 수 있기 때
문이다. 모두 영혼의 존재 때문이다.

인간의 몸을 이루는 세포 수는 50~60조 개에 이른다고 한
다. 몸에는 그 수의 두 배에 이르는 박테리아나 바이러스가 서
로 협력하며 상생과 공생을 하며 살아간다. 이들도 모두 사랑
의 에너지로 생명활동을 하는 생명체들이다. 이들이 없다면 장
기의 기능이 제대로 발휘되지 못해 인간은 살아갈 수가 없다.
홀로 살아갈 수 있는 생명체는 존재하지 않는다. 하지만 항상
생존 경쟁 속에서 협력하며 나누며 균형을 유지하며 함께 살아
간다.

인간의 몸의 외부와 통하는 내부 공간인 입이나 장에는 각각
일조 개 이상의 세균과 바이러스가 공생한다. 몸의 내부와 외
부가 통하는 큰 구멍은 9개나 되고 이를 통하여 내부는 외부와
사실상 개통되어 있다. 작은 털구멍이나 땀구멍 수를 합하면
엄청 많다. 그만큼 박테리아나 바이러스가 들어올 가능성이 크
다는 의미이다. 또한 사고로 손상을 입을 가능성도 크다. 몸의
내외에는 기생해서 살아가려는 생명체들도 많으며 어떠한 약
물로도 치료가 어려운 강력한 슈퍼박테리아나 바이러스까지도

호시탐탐 인간을 넘본다.

모든 생명체는 상호 의존하며 협력하며 공생하며 상생하며 생명을 유지한다. 홀로 살아갈 수 있는 생명체는 존재하지 않는다. 창조주의 뜻에 일치하게 따르며 자연에 순응하며 살아간다. 식물은 동물의 먹이가 되고 동물과 그 배설물은 식물의 먹이가 된다. 모든 생명체는 자기를 방어할 수 있는 나름대로 방어 수단을 가진다. 이러한 방어 수단이 생명력이며 면역력, 적응력으로 작용한다.

모든 생명체의 생명력과 면역력은 수명과 직결된다. 수명이 긴 생명체의 면역력이 짧은 생명체보다 강하다. 수명이 짧은 경우라면 번식력이 클수록 생명력이 크다. 세균들은 유난히 번식력이 강하다. 식물이나 동물도 같은 종이 함께 살아가는 군생群生을 하여 군락을 이루면 면역력과 생명력이 합쳐져 강해진다. 살아서 천 년, 죽어서 천 년이라는 주목은 군락을 이룰 때 가능해진다.

식물은 다른 생명체를 방어하기 위하여 독특한 방어 물질을 생산하며 이러한 물질들은 다른 생명체에 약이 될 수도 있고 독이 될 수도 있다. 약에는 독성이 있으며 독성이 없으면 식용이다. 독성도 생명체에 따라서 다르게 받아들인다. 식물은 쓴맛이나 특수한 향기나 독소가 생명력·면역력·적응력으로 작용하여 다른 생명체의 접근을 막는다. 적자생존에서 살아남으려면 나름대로 방어 능력을 지닐 수 있어야 한다. 오랜 기간 살아남은 생명체일수록 그만한 이유가 있다.

식물의 열매는 다양한 색조를 띠며 색깔 자체가 활성산소의 생성을 억제하는 영양소를 함유한다. 동물의 먹잇감이 되어 동물을 돕고 대신 씨앗을 퍼뜨린다. 식물이 자기 방어를 위하여 만든 물질은 대부분 동물에게 질병을 치료하거나 예방할 수 있는 약이 된다. 사탕수수의 겉껍질과 왁스 성분의 추출물인 폴리코사놀은 콜레스테롤 과다증 치료약으로 쓰인다. 피토케미칼Phytochemical이 건강식품이나 보조 약으로 각광을 받고 있다. 모두 육각형의 구조를 갖는 폴리페놀 성분을 함유한다.

천연 색소 성분이 강한 항산화 물질로 혈전 형성을 억제한다. 콜레스테롤 형성을 막아 동맥경화를 예방하고 소염 작용과 살균 효과가 있다. 모든 곡식, 육류, 채소, 과일, 근과根果, 조미료, 약초 등은 음양오행으로 분류가 가능하므로 체질에 맞게 섭취하면 자연 치유 효과를 높일 수 있다.

인간이 다섯 가지 색깔을 갖는 과일을 매일 먹으면 암에도 걸리지 않는다고 한다. 식물의 색깔과 맛은 음양오행과 일치하는 인체의 장기의 기능에 도움이 된다.

음양오행의 목木에 해당하는 간과 담과 근육에는 신맛과 청색의 색소가 좋다. 신맛을 즐기면 건강이 좋아진다. 식초 요법이 효과를 본다. 대부분 채소는 청색이다. 채식은 양이며 육식은 음이다. 채식은 피를 맑게 하고 육식은 탁하게 한다. 녹색을 대표하는 엽록소는 상처를 치료하고 세포를 부활시키며 항 알레르기, 혈액 정화 작용을 하여 성인병 예방 효과가 있다.

화火에 해당하는 심장과 소장과 혈관에는 붉은 색과 쓴맛이 좋다. 대부분 과일은 붉은 색을 띤다. 붉은 색을 내는 라이코펜은 항암 효과가 탁월하다. 세균도 붉은 색을 싫어해 내복의 색깔은 붉은 색이 좋다고 한다. 몸에 좋은 약은 쓰다는 말까지 있다. 쓴맛이 나는 약이 그만큼 많다. 봄에 나오는 산나물은 대부분 쓴맛이 난다. 봄나물의 제왕이라는 곰취는 대단히 쓰다. 두릅, 씀바귀, 머위, 취나물 등 쓴 맛의 나물이 효과를 본다.

수水에 해당하는 신장과 방광과 뼈에는 흑색과 짠맛이 좋다. 검은 쌀, 검은 콩, 검은 깨, 오골계, 김, 가지, 비트, 미역 등의 색소가 좋다. 보라색의 플라보노이드는 혈전 생성을 억제한다. 심장병과 동맥 경화를 예방한다고 한다. 소금이 혈압에 나쁜 영향을 미치는 것으로 알려지고 있으나 소금은 몸에 반드시 필요한 물질이다. 특히 땀을 많이 흘리는 일에 종사하는 사람은 소금의 섭취량을 적당히 높여야 한다. 언제나 과잉 섭취가 문제가 된다. 식생활에서 실제로 소금보다 조미료나 방부제, 안정제 등에 포함된 나트륨 이온Na+도 소금과 같은 역할을 하므로 이들의 섭취를 줄이는 것이 더 중요하다. 몸이 약한 사람이 소금의 양을 너무 줄이면 혈압이 낮아지고 맥박 수도 감소하며 기력이 쇠약해진다. 땀을 많이 흘려야 하는 군 훈련소의 음식은 매우 짜게 만든다. 행군할 때는 소금을 별도로 싸준다.

금金에 해당하는 폐와 대장과 피부에는 매운 맛과 백색이 좋다. 파, 양파, 마늘, 버섯 같은 흰색 식물에는 강한 살균력이 있어 세균과 바이러스에 대한 저항력을 길러준다. 배와 백도라지가 폐에 좋아 기관지 천식에 이용된다. 녹두와 숙주나물은 소염 효과와 독성을 완화하는 효과가 있다. 흰색을 띠는 버섯 종류는 대장균의 먹이가 되어 장이 좋아진다고 한다. 식이섬유의 필요성은 유익한 대장균이 잘 자라도록 먹잇감을 주는 것이라 한다. 소장과 결장, 대장에 사는 대장균이나 유산균이 종류가 다르다. 소장에서는 포도당 과당과 같은 단당류와 설탕이나 맥아당과 같은 2당류, 결장에서는 다당류인 올리고당, 대장에서는 견과류나 콩, 해초류 등에 포함된 당류가 대장균의 먹이가 되므로 대장균의 먹잇감을 주기 위해서라도 당류를 골고루 섭취해야 한다.

토土에 해당하는 비장과 위장에는 황색과 단맛이 좋다. 노란색의 베타카로틴은 항산화 작용이 우수하다. 많은 과일은 익어가면 내부가 황색을 띠며 단맛이 나므로 먹기 좋게 된다. 모든동물은 단맛을 즐기는데 단맛을 즐기면 살이 찐다.

식물의 모든 색소와 맛은 우리 몸의 육장육부의 기능에 밀접한 영향을 주므로 고르게 섭취해야 한다. 언제나 색깔이 다른 5가지 식물성 음식을 고르게 섭취하는 것이 좋다. 몸에 좋다고특정한 음식물을 과도하게 섭취하면 반드시 부작용이 따른다.아무리 좋다는 음식물이나 약물도 지속해서 장기 복용하는 것은 좋지 않다. 맛있는 음식도 너무 자주 먹으면 안 된다. 맛있는 음식만을 지속적으로 섭취하면 수명의 단축으로 이어진다.자연현상이나 창조주의 뜻에 어긋나기 때문이다. 말과 먹는 행위로 구업口業이 생기는 것이다.

식물의 색깔이 짙을수록 특정한 영양소를 함유한다. 과일과너트의 속껍질에 대부분 영양분이 포함된다. 쌀에도 속껍질과씨눈이 있는 상태일 때 영양분이 풍부하다. 과일의 껍질이나양파의 껍질, 더덕이나 마의 겉껍질, 밤이나 잣의 속껍질, 너트종류의 속껍질은 내부의 과육보다 많은 영양분을 포함한다. 열배 이상의 영양가가 있다고 한다. 양파의 껍질은 간질환의 치료 효과가 크다. 떫은맛의 성분은 몸의 중금속 배출에 효과가 있다고 한다. 중금속은 몸으로 들어오면 스스로 배출되지 못하고 적체되므로 소량이라 하더라도 문제가 된다.

씨앗의 겉껍질은 대부분 소화가 되지 않는다. 식물이 번식하기 위하여 동물이 소화할 수 없게 만든 것이다. 모든 씨앗은 핵산을 많이 포함하므로 영양가가 있으나 겉껍질은 먹지 않는 것이 현명하다. 깨나 아마씨 같은 작은 씨앗은 잘 씹어서 겉껍질을 파괴해야 소화가 가능하다.

삼림욕에 좋다는 피톤치드phytoncide는 식물의 살균력을 의미하며 식물이나 곤충 등 다른 생명체를 방어하기 위한 향기다. 침엽수에 많고 편백나무에서 가장 강하다고 한다. 향이 강할수록 살균력이나 방어력이 강하다. 일본 사람들은 일찍이 이를 알아 모든 학교와 숙직실과 화장실의 담장을 대신해 향나무나 편백나무를 심었다. 제주도에 있는 비자림榧子林에 가보면 기분이 달라짐을 실감하게 된다.

허브herb도 약용 식물을 의미하지만 결국 특이한 향기를 소유함으로서 다른 생명체에 대한 방어력을 갖는다.

식물이나 동물의 자기 방어를 위한 독성을 갖는 성분들은 다른 생명체의 질병을 막아주는 치료제 역할을 하기도 한다. 구연산이 풍부하게 들어 있는 매실의 발효액이 인기를 모은다.

구연산은 당류를 분해하여 에너지를 생산하는 과정에서 촉매 역할을 하므로 krebs cycle을 구연산 싸이클이라 한다. 특정한 식물의 발효액이 천연 항생제가 되어 유기농법에 이용된다. 요즈음에는 약초나 식물, 열매의 다양한 발효액이 상품화되고 있다. 벌이 만든 프로폴리스도 천연 항생제로서 큰 역할을 하고 있다.

지구상의 모든 생명체는 동일한 DNA생명체이다. 인간의 유전자 수는 해파리의 두 배 정도이며, 개미와는 30%가 같고, 생쥐와는 90%가 같다고 한다. 돼지와 인간의 DNA 일치도가 높아 돼지의 장기를 인간에게 이식하기도 한다. 곤충 등 벌레가 먹을 수 있는 식물이나 열매나 뿌리에 저장된 영양분은 인간의 식용으로서도 가능성을 높인다. 곤충이나 벌레가 먹을 수 없다면 인간도 먹을 수 없다.

소독제나 방부제를 비롯해 살충제, 농약, 항생제나 항암제 등 다른 생명체에게 위해를 주는 성분은 인간에게도 이롭지 않아 반드시 부작용이 따른다. 약이란 독성이 있다는 의미이며 적당량일 때 특정 생명체나 증상에 대해 약효가 있지만 반드시 부작용이 따른다. 체력이 떨어져 있는 상태라면 더 크게 나타난다. 부작용이 없는 약은 없다. 부작용이 없다는 의미는 작용도 없다는 의미이므로 약이라면 부작용이 반드시 따른다. 세상 만사가 다 좋은 점이 있다면 반드시 나쁜 점도 함께 갖는다. 우주 만물과 만사는 음과 양으로 이루어지기 때문이다. 최소한 1/714.3%는 순수하지 않은 것이 자연법칙이다. 순수하더라도 6/785.7%을 넘지 못한다.

요즈음에는 암에 걸려 심각한 상황에 이른 환자가 항암제를 쓰지 않고도 단지 청정한 산속으로 들어가 그 자연에서 산출된 음식을 먹으며 생활했더니 치유되었다거나, 정신질환을 비롯해 건강이 좋지 못한 환자가 농촌으로 들어가 텃밭을 일구며 살다보니 좋아졌다는 기사를 자주 본다.

이러한 일이 벌어지는 근본 이유는 중증의 환자라 하더라도 욕심을 버리고 마음을 비우면 경락이 열려 기 순환이 이루어지기 때문이다. 경락이 열린 상태에서 운동을 하면 사랑의 에너지를 제대로 받아 체력의 생성이 순조롭게 이루어진다. 일을 하지 않던 사람도 손·발가락을 이용해 힘든 일을 하면 온 몸의 기 순환이 잘 이루어져 건강이 좋아진다. 기 순환이 이루어지면 생체전기가 생성되어 체력이 늘고 생명력과 면역력도 증가한다. 또한 육식을 줄이고 공해 물질의 섭취를 차단할 때 백혈구의 면역력이 되살아나는 것도 큰 이유가 된다.

곡물의 해외 의존도가 높은 우리나라의 음식물에는 공해 물질이 다량 포함되기 쉽다. 공장에서 제조되는 모든 식품과 인스턴트식품에서는 면역력을 떨어뜨리는 각종 물질이 포함되기 쉽다. 색깔을 좋게 하고 산화를 방지하고 보존 기간을 늘리려고 무해하다고 하지만 산화 방지제나 안정제, 방부제 등 각종 첨가 물질이 포함된다.

우리밀로 만든 빵은 실온에 방치하면 하루도 못가고 상하게 된다. 수입된 밀로 생산한 밀가루로 만든 빵은 일주일 이상을 두어도 상하지 않는다. 다른 생명체가 먹고 살기 어렵다는 의미이다. 이들이 몸속으로 들어올 때 이들을 처리하느라 면역 세포들이 지치게 되어 면역력과 생명력이 떨어진다. 평소에 이러한 음식을 자주 먹는 도시인들은 몸의 면역 세포들이 지쳐 있는 상태이므로 면역력과 생명력을 제대로 발휘하기가 어렵다.

배를 이용해 곡물을 장시간 대량으로 운반하려면 다량의 열이 발생해 곡물을 상하게 한다. 부패를 방지하기 위하여 방부제를 섞지 않을 수 없다. 방부제가 포함된 수입된 곡물에 항생제나 성장 촉진제를 첨가한 사료를 먹이고 자연에 어긋나는 방법으로 속성으로 키운 육류는 자연과는 어긋나는 식품이다. 중금속으로 오염된 토양과 물에서 자란 각종 어패류도, 각종 살충제나 제초제를 포함하는 농약, 중금속 등 공해 물질로 오염된 물과 토양에서 합성된 비료로 재배된 채소류도 온전하지 않다. 원자로 사고로 인하여 머지않아 모든 바닷물이 방사능으로 오염될 것이다. 모든 물고기의 중금속 오염도는 날로 증가한다. 물질문명이 발달할수록 자연의 파괴는 증가하고 온난화는 더욱 심각해지고 지구 자체의 회복력으로 자연이 회복될 수 있는 한계를 넘어서고 있다. 창조주의 뜻에 어긋나므로 사랑의 에너지를 받기 어려워진다는 의미이다.

더군다나 스트레스에 시달리며 경락이 닫히는 생활을 하는 사람이 많기 때문에 생명력과 면역력은 떨어질 수밖에 없다. 한마디로 체력이 약한 몸을 이끌며 각종 크고 작은 질병에 시달리며 약에 의존하며 아프면서 살아가는 사람이 많다. 우리나라의 노인은 평균적으로 10년 이상을 아프면서 살아간다.

체력이 좋고 건강한 사람들은 이러한 음식물을 먹거나 어려운 환경에서도 견뎌내며 당장 증상이 나타나지 않는다. 체력이 좋으면 생명력, 면역력과 적응력도 강하지만 탁기濁氣의 배출 능력도 그만큼 크기 때문이다. 그러나 체력이 떨어진 환자에게는 먹는 음식물에 포함된 공해 물질은 심각한 영향을 준다.

체력이 떨어진 사람이 집에서 매일 먹던 음식을 먹지 않고 외식을 하면 소화도 잘 되지 않고 몸이 편하지 않음을 누구나 경험한다. 밀가루로 된 음식이나 튀긴 음식을 먹으면 소화가 잘 안 된다. 조미료도 큰 영향을 준다. 노인이 되어 체력이 떨어진 사람들은 공해 물질이 포함되지 않은 자연 식품을 먹는 것만으로도 건강을 유지하기가 수월해진다.

인간도 다른 생명체들이 먹을 수 있는 음식물을 먹어야 면역력과 생명력의 유지가 수월해진다. 조리한 식품보다 생식을 한다면 더 유리할 것이다. 각종 벌레가 좋아하고 먹을 수 있는 식품을 인간도 먹어야 한다. 먹을 수 있는지를 판별하는 가장 쉬운 방법은 벌레가 많이 모이고 동물들이 좋아하는 식물과 과일을 고르면 된다. 빨리 상하는 음식은 다른 생명체가 좋아한다는 의미이며 부작용이나 독성이 그만큼 적다. 하지만 세균이 자라기 쉬워 상하기 쉽다. 그러한 음식은 신선도가 떨어지면 피하는 것이 요령이다.

# 16

## 바른 마음과 자세로
## 바른 삶을 살아야

인간은 영혼을 소유한 창조주의 분신이므로 창조주의 뜻에 일치하는 삶을 살아야 영혼이 활동해 경락이 열려 사랑의 에너지를 받는다. 바르다는 의미는 하늘의 뜻에 일치하거나 하늘과 가깝다는 뜻이다. 바른 마음은 창조주의 뜻에 일치하는 마음이며 영혼이 소유한 하늘마음으로 양심이다. 하늘마음은 인간뿐 아니라 자연과 다른 생명체를 보살피고 돌보는 마음으로 욕심을 버린 사랑의 마음이며, 참된 마음, 선하고 아름다운 마음이다. 바른 삶은 창조주의 뜻에 일치하는 삶으로 하늘마음으로 하늘의 뜻에 따라 사는 것이다. 욕심을 버리고 양심과 이성대로 살며 사랑을 나누고 베푸는 삶이다. 곧 영혼이 활동하는 삶을 살아야 사랑의 에너지를 받아 건강과 젊음, 기쁨과 행복을 누릴 수 있음을 의미한다.

창조주는 사랑이며 진·선·미 자체이다. 따라서 창조주의 분신인 인간은 사랑과 진·선·미를 배우고 이를 즐기며 실천하는 일을 해야 한다. 인간의 직업도 의·식·주와 지·덕·체와 진·선·미와 관련된 일이다. 자기를 위함이 아니라 다른 사람을 위하여 하는 일이다. 인간뿐 아니라 다른 생명체와 자연을 보살피고 돌보는 일이 사랑이다. 모두 창조주의 몸이기 때문이다. 창조주의 몸을 돌보는 일이 사랑이다. 사랑을 실천하는 일을 해야 사랑의 에너지를 받는다.

바른 마음으로 사랑을 배우거나 실천하는 일을 할 때만 우리 몸의 영혼이 활동해 경락이 열리고 사랑의 에너지를 받아 체력이 스스로 생성된다. 손발을 이용해 집중하여 일을 할 때 기 순환이 잘 되어 체력이 생성된다. 창조주의 뜻에 어긋나는 일을 하면 영혼이 활동하지 못해 기를 받지 못하므로 정기를 소모하게 되어 수명의 단축으로 이어진다.

## 바른 마음

바르다는 의미는 하늘과 가깝고 창조주의 뜻에 일치한다는 의미이다. 바른 마음은 하늘마음으로 창조주의 뜻에 일치하는 마음이다. 순수한 하늘마음일 때 사랑의 에너지를 받는다. 하늘마음은 순수한 마음으로 창조주의 몸인 인간뿐 아니라 자연과 다른 생명체를 보살피고 돌보는 마음으로 사랑의 마음이며, 참된 마음, 선하고 아름다운 마음이다. 양심으로 욕심을 버린 마음으로 무엇이든 베풀고 나누는 마음이다.

바른 마음은 창조주의 뜻에 일치하는 마음으로 경락을 열어 사랑의 에너지를 받는다. 천성의 마음으로 영혼이 활동해 경락을 열어 사랑의 에너지를 받을 수 있는 마음이다. 일에 집중하여 뇌의 의식 활동이 없는 무의식 상태가 되어야 경락이 열린다. 뇌가 의식 활동을 하면 순수한 마음이 아니므로 경락이 닫힌다. 마음이 하단전에 머물 때도 경락이 열린다. 하단전만이 신과 인간이 합일 될 수 있는 장소이기 때문이다.

## 바른 자세

자세가 바르지 않으면 기 순환에 저항을 초래해 기 순환이 되지 못하는 만큼 위축과 질병으로 이어진다. 머리를 곧게 들고 가슴과 어깨를 펴고 키를 늘려 상단전과 하단전 사이의 거리가 가장 멀어지게 한다. 척추의 길이를 최대한 늘려 키를 늘릴수록, 척추 뼈와 뼈 사이의 관절에 부담을 적게 한다. 바른 자세라야 기 순환이 잘 되고 바른 자세를 유지해야 체형이 바르게 유지된다.

인간의 육신은 땅으로 돌아갈 존재이므로 육신이 땅과 가까워지면 죽음과 가까워진다. 항상 움직여 주어야 하고 몸과 마음과 정신은 언제나 하늘과 가까워져야 한다. 영혼은 하늘나라로 가야 하므로 하늘의 뜻에 일치하는 삶을 살고 하늘과 가까운 자세와 마음을 유지할 때 사랑의 에너지를 받는다.

몸의 골격에 좌우 대칭이 유지되어야 바른 자세이다. 앞에서 볼 때 양 눈동자를 연결하는 선, 양 어깨를 잇는 어깨선, 양 골반을 잇는 골반선, 양 무릎을 잇는 무릎선이 모두 평행을 유지해야 한다. 옆에서 볼 때 귓구멍, 어깨 중심, 고관절 중심, 무릎 중심, 복숭아뼈가 일직선상에 있어야 한다. 앞으로 만곡을 이

루는 목뼈와 허리뼈, 뒤로 만곡을 이루는 등뼈와 골반 뼈의 정
상적인 만곡이 유지되어야 한다.

　요즈음 청소년들은 바른 자세를 배우지 못하고 운동 부족에
시달린다. 컴퓨터를 이용하는 생활습관으로 인하여 일찍부터
목을 이루는 척추의 정상적인 만곡을 유지하지 못하고 일자목
이 되어 체형의 변형을 주도한다. 지하철에서 보면 머리를 바
른 자세로 유지하는 사람을 보기 어렵고, 전체 체형을 바르게
유지하는 청소년이나 성인도 보기 어려운 실정이다. 체중은 좌
우 대칭으로 고르게 배분되어야 한다. 체중이 어느 한 쪽으로
치중되면 체형의 변형이 온다. 앉아도 다리를 꼬고 앉으면 위
로 올라간 다리가 길어져 척추를 변형시키는 원인이 된다. 번
갈아 해야 한다. 습관이 되면 체형의 변형을 피할 수 없다. 바
른 체형을 유지하려면 몸의 자세를 바르게 유지하여 몸의 좌우
대칭이 깨지지 않아야 한다.

　체중을 받쳐주는 발의 자세와 움직임은 체형 유지에 가장 큰
영향을 준다. 양 발은 언제나 11자가 되게 평행을 유지하는 것
이 좋다. 팔을 흔들며 걷는 자세가 자동차의 네 바퀴가 평행을
유지하며 굴러가듯이 걸으면 체형이 바로잡힌다. 바닥에 찍히
는 발자국이 평행에 가깝고 양 정강이, 무릎, 팔의 움직임도 평
행을 유지하게 하면 체형이 바로 잡힌다.

목이나 허리의 척추에 변형이 오면 팔과 손, 다리와 발에도 문제가 생긴다. 체형의 변형은 기 순환을 막아 사랑의 에너지 공급에 차질이 오므로 손이나 발이 저리거나 손가락 발가락에 힘이 빠지고 각종 질병으로 나타난다. 현대의학의 퇴행성 질환은 사랑의 에너지를 받지 못해 나타나는 증상이며 질환이다. 사랑의 에너지가 공급되지 못하면 활성산소가 생성되기 때문이다. 근본 치료법은 사랑의 에너지를 지속적으로 공급해주는 것이다.

체중이 불어나 과체중이 되면 체중을 견디기 위하여 무게 중심을 낮추려고 발이 벌어지기 쉽다. 발이 벌어져 팔자걸음이 되면 발뒤꿈치와 새끼발가락 부위에 체중이 집중되어 양기가 흡수되지 못한다. 발에서 양기를 흡수하고 순환시키는 족삼음경이 모두 엄지발가락 주위에 분포하므로 걸을 때 발뒤꿈치와 엄지발가락과 이어지는 부위에 힘이 집중되어야 양기의 흡수와 순환이 제대로 이루어진다. 우리 몸은 족삼음경으로 70%의 양기를 흡수한다. 발바닥 중앙에 양기의 흡수 기능이 가장 큰 용천혈이 있어 걸을 때 발뒤꿈치와 엄지발가락 부위를 닿게 함으로써 음압이 최고조에 달할 때 효과적으로 양기를 흡수한다. 팔자걸음은 체형의 변형을 초래하는 가장 큰 원인이 되고 노화를 촉진한다. 엄지발가락의 변형은 양기의 흡수를 어렵게 하므로 변형이 오지 않도록 해야 한다. 노인이 되면 65%에서 엄지발가락의 변형이 나타난다고 한다.

팔자걸음은 무릎에도 부담을 주고 고관절과 골반에도 변형을 초래한다. 무릎관절이 나빠져 걸을 때 통증이 오는 환자라도 걸음걸이를 바르게 하여 바닥에 찍히는 양 발의 발자국이 11자가 되게 평행을 유지하며 걸으면 통증이 빠르게 경감된다.


## 바른 삶

바른 삶은 욕심을 버리고 양심대로 살며 사랑을 나누고 베푸는 삶이다. 경락이 열려 사랑의 에너지를 받을 수 있어 생성과 번영으로 이어진다. 다른 사람에게 기쁨과 행복을 주는 삶을 살아야 기쁨과 행복을 되돌려 받는다. 인간은 바른 마음과 자세로 바른 삶을 살아야 건강과 젊음, 기쁨과 행복을 누린다. 사랑을 나누고 베풀어야 사랑의 에너지로 되돌아온다. 사랑은 나누고 베풀어야 한다.

바른 삶은 경락을 열어 사랑의 에너지를 되돌려 받게 해 건강과 젊음, 기쁨과 행복을 누리게 한다. 인격이 닦여지고 영혼이 자라고 성숙하여 양기의 순도가 높아짐으로써 영생을 얻는다. 인간의 삶의 목적은 기쁨과 행복을 누리는 것이다.

인간은 영혼을 소유한 창조주의 분신이므로 창조주의 뜻에 일치하는 삶을 살아야 영혼이 활동해 경락이 열려 사랑의 에너지를 받는다. 창조주의 뜻에 일치하는 일은 창조주의 몸인 인간뿐 아니라 다른 생명체와 자연을 보살피고 돌보는 일이다. 창조주는 사랑이며 진·선·미 자체이다. 따라서 창조주의 분신인 인간은 사랑과 진·선·미를 배우고 이를 즐기며 실천하는 일을 해야 한다. 인간뿐 아니라 자연과 다른 생명체를 보살피고 돌보는 행위가 사랑이다. 오지에서 자연과 동물과 벗 삼아 홀로 살아가는 삶도 행복을 누릴 수 있는 이유이다.


바른 마음과 삶은 경락을 열고 바른 자세는 기 순환을 잘 되게 한다. 체형의 변형 없이 등이 굽지 않고 어깨가 쪼그라들지 않도록 키를 늘이고 가슴과 허리를 펴 바른 자세를 유지함이 중요하다. 언제나 가슴을 펴고 어깨가 쪼그라들지 않아야 한다. 머리를 높이 유지해 하늘과 가까운 자세로 키를 늘여 상단전과 하단전 간의 거리를 극대화해 유지할 때 바른 자세가 되며 기 순환이 잘 된다.

키를 늘여 척추 뼈와 뼈 사이의 관절의 두께가 유지될 때 기

혈순환이 잘 된다. 견인 치료가 효과를 보는 이유이다. 항상 키를 늘여 하늘과 가까워지며 살아야 한다. 어깨가 쪼그라들지 않고 등이 굽지 않고 바르게 유지되는 사람은 장수를 누린다. 축 처지거나 흐트러진 모습으로는 기 순환이 이루어지지 못해 장수와 멀어진다.

# 17

# 체력 유지 방법

-------------------------------

## 상단전과 하단전 사이를 극대화 · 극소화하기

상단전과 하단전 사이의 거리를 늘릴수록 기 순환이 잘 된
다. 기 순환 운동의 효과를 극대화하고 가속이 붙게 하려면 상
단전과 하단전 사이의 거리를 지속적으로 늘인다.

가슴과 어깨를 최대한 펴면 단중혈이 자극을 받아 심경락이
열려 기 순환이 이루어진다. 노인이 되어도 가슴과 어깨가 쪼
그라들지 않고 체형이 바르게 유지되면 장수를 누린다. 가슴과
어깨를 펴고 상체를 하늘과 가까이 높일수록 상단전과 하단전
사이의 거리가 멀어져 기 순환이 잘 된다. 가슴이 답답할 때 가

습을 쳐주면 후련해지는 이유가 단중혈이 양기의 순환을 통제하는 문 역할을 하는 경혈이기 때문이다. 두드려주면 문이 열리는 것이다.

상단전과 하단전 사이의 거리를 최소화해도 기 순환이 잘 된다. 등 구르기 운동이 좋은 이유이다. 굼벵이가 위기 상황을 맞으면 몸을 동그랗게 하는 이유이다. 낙법에서도 몸을 둥글게 할수록 유리해진다. 그러나 흉강이 압박을 받아 호흡이 어려워지므로 자세를 유지하기 어려운 문제가 있다. 숨을 멈추고 자세를 유지하면 활성산소가 생성되어 뇌세포와 혈관을 이루는 내피세포가 죽어 역효과가 난다. 단전호흡이 스스로 이루어지기 전에는 지속 시간을 최소로 히다가 점치로 늘려나간다.

## 손 · 발가락에 체중 싣기

인간은 손과 발을 이용하는 운동이 부족한 만큼 사랑의 에너지를 받지 못해 질병이 따른다. 우리 몸의 기의 운행은 상체에서 30%, 하체에서 70%가 이루어진다. 상체에서 운행되는 기는 손가락을 되돌아오고 하체에서 운행되는 기는 발가락을 되돌아온다. 그러므로 손가락과 발가락을 사용해 힘든 일을 하면

120

온 몸의 기 순환이 잘 된다.

손과 발에는 뼈와 관절이 많아 몸 전체의 뼈와 관절 수의 절반 이상을 차지한다. 손과 발에는 십이경락이 모두 분포하며 음경락과 양경락이 손가락과 발가락에서 서로 이어진다.[6] 손가락 발가락 끝은 기 순환의 전환점이 된다. 따라서 손가락 발가락을 이용해 힘든 일을 하는 것이 기와 혈을 순환시키는 데 가장 효과적이다. 손가락 발가락을 이용해 힘든 일을 하면 기 순환이 잘 되므로 별도의 운동을 하지 않아도 된다. 손과 발, 손가락 발가락을 주물러주고 마사지 해주는 것도 기 순환에 도움이 된다.

또한 육장육부 중 심장, 폐장, 심포, 소장, 대장, 삼초를 관장하는 경락이 손끝으로 이어지므로 손과 손가락을 사용할 때 기 순환이 좋아진다. 간장, 비장, 신장, 위, 담, 방광을 관장하는 경락은 발끝으로 이어지므로 발과 발가락을 사용할 때 기 순환이 좋아진다.

---

6 전체 경혈 670개 가운데 특수한 치료 작용을 하는 경혈이 있는데 이를 특정혈特定穴이라 한다. 장성환의 경혈학에 따르면 특정혈에는 모두 10가지가 있는데, 주로 팔꿈치·무릎관절 아래에 분포하는 오수혈五輸穴 120개, 원혈原穴 24개, 낙혈絡穴 30개, 극혈郄穴 32개, 팔맥교회혈八脈交會穴 16개, 하합혈下合穴 12개와 몸통부위에 위치하는 배수혈背腧穴 24개, 모혈募穴 24개, 전신에 분포하는 팔회혈八會穴 16개, 교회혈交會穴 236개가 있다.

심경락과 심장을 보호하는 심포경이 자극을 받으려면 손가락에 체중이 실리는 운동을 하거나 손뼉을 쳐주는 것이 좋다. 심경과 심포경의 경혈은 9개씩이며 손목 이하에 오수혈五輸穴을 갖는다. 오수혈은 기가 샘솟듯이 흐르기 시작하는 정혈井穴, 얕게 흐르는 형혈滎穴, 깊게 흐르는 수혈輸穴, 힘차게 흐르는 경혈經穴, 본장本臟으로 들어가는 합혈合穴로 다섯 단계로 기능을 가져 경혈마다 치료 효과가 다르게 나타난다. 침을 놓을 때 몸통 부위에서 멀리 떨어진 경혈일수록 치료 범위가 넓다고 한다. 경락의 끝으로 갈수록 기를 흡수하는 기능이 커 원치遠治작용이 커진다.

손바닥 중앙의 노궁혈勞弓穴은 상체에서 양기의 흡수 기능이 가장 큰 심포경의 경혈이다. 손뼉을 강하게 쳐주는 것이 심장의 보호와 상체의 기 순환을 촉진하므로 체력이 떨어진 사람이나 정신질환이 있는 환자에게도 가장 좋은 운동이 된다.

발바닥 중심선 앞에서 1/3 부위에 신경락이 시작되는 용천혈湧泉穴이 있다. 신경락의 두 번째 경혈인 연곡然谷이 안쪽 복사뼈의 앞쪽 주상골舟狀骨 아래 부위에 있는데 다른 이름으로 용천혈龍泉穴이다. 두 경혈 모두 양기의 흡수 기능이 좋다. 발마주치기를 하면 연곡이 효과적으로 자극을 받는다.

하체에서 70%의 기가 운행되므로 걷기를 잘 하면 필요한 양기를 쉽게 받을 수 있다. 손가락과 발가락에서 음경락과 양경락이 이어지므로 손가락과 발가락을 이용해 힘든 일을 할 때 기 순환을 촉진하는 효과를 낸다. 건강이 나쁘던 사람이라도 마음을 비우고 자연과 함께하며 텃밭을 일구며 손발을 이용해 농사일을 하며 살아가면 건강이 좋아지는 이유이다.

심장과 먼 부위를 움직일수록 근육펌프 기능도 커지므로 손가락 발가락을 움직여 일을 하면 혈액순환도 촉진된다. 상체에서는 손과 손가락을 움직일 때, 하체에서는 발과 발가락을 움직일 때 근육펌프 효과가 극대화 된다. 돌리기, 흔들기, 털기, 박수치기, 발 마주치기, 발끝 치기, 무릎 번갈아 들기, 동시에 들기 등이 운동 효과가 좋다. 손을 이용해 동일한 동작을 해주어도 좋다. 손과 발을 이용해 힘든 노동일을 하는 사람은 별도의 운동을 하지 않아도 체력이 유지된다.

인간은 손과 발을 이용해 일을 하지 않으면 구조적으로 기의 흡수와 순환 능력은 떨어지게 되어 있다. 주부가 빨래나 청소 등 자잘한 일을 하는 것은 체력의 유지 방법으로 가장 좋은 운동이 된다. 여성이 남성보다 노화 현상이 빨리 오지만 장수하는 이유는 항상 보살피는 마음을 유지하고 손과 발을 이용해 자잘한 일을 함으로써 경락이 열리는 삶을 살아가기 때문이다.

젊은 운동선수라도 며칠만 쉬면 몸이 굳어진다. 하물며 운동이 부족한 사람이나 나이든 사람은 더하다. 하루도 거르지 않고 조금씩이라도 온 몸이 관절을 움직여 주어야 한다. 관절이 굳어지는 현상이 노화라고 생각하면 된다. 모든 관절을 고루 움직여 주도록 일을 하든가 이에 상응하는 운동을 하루도 거르지 않고 하는 습관을 들이는 게 좋다. 단순한 맨손체조나 줄넘기나 곤봉체조나 가벼운 아령을 갖고 하는 운동이라도 좋다. 고무 밴드나 줄을 이용한 운동도 좋다. 힘이 들어가지 않는 운동일수록 무리가 가지 않고 체력의 소모로 이어지지 않는다. 언제나 신경 쓸 것은 온 몸의 모든 관절 주위에 분포하는 경혈을 보호하고 건강하게 보존한다는 생각을 하고 골고루 움직여 주는 것이다.


## 걷기

온 몸에 사랑의 에너지를 고르게 보낼 수 있는 운동은 바른 자세를 유지하고 걷는 운동이다. 대부분 사람들이 걷기 운동을 유산소운동으로 함으로써 혈액순환과 영양분을 태우기 위한 수단으로 이용하며 체력을 소모하는 걷기를 하고 있다. 체력을 소모하는 걷기 운동으로는 체력을 늘리지 못한다. 체력을 늘리려면 반드시 흡식을 하지 않고 호식만 하며 호식과 걸음걸이를 일치시킬 때만 가능하다. 호식이 생체전기를 생산하는 발전기의 피스톤 역할을 하므로 호식을 연속적으로 짧고 강하게 할수록 기 순환이 잘 된다.

기를 수련할 때는 용천 두드리기를 하지만 용천혈이 효과적으로 자극을 받으려면 바른 자세의 걷기 운동이다. 체중이 실리므로 걷는 운동이 효과가 크다.

걸을 때 양 팔과 손, 양 다리와 발의 움직임을 차량의 바퀴로 생각하며 네 바퀴가 평행을 유지하게 굴러가는 모습으로 한다. 발의 자세뿐 아니라 손과 팔을 움직이는 모습까지 걸음걸이에 영향을 준다. 양 손바닥을 마주보게 평행을 유지하며 팔을 아래위로 수직으로 움직이며 걷는다. 걷기를 할 때 팔의 움직임이 적으면 근육펌프 효과가 떨어지므로 기 순환 효과도 떨어진다. 손과 발을 힘차게 움직여 줄수록, 손가락과 발가락에 힘을 줄수록 기 순환이 그만큼 잘 된다.

정강이를 포함하는 발도 서로 나란하게 평행을 유지하여 네 바퀴가 평행을 유지하며 달린다는 생각으로 자세를 바로잡으며 걷는다. 과하다 싶을 정도의 자세를 유지하며 훈련할수록 효과가 커진다. 자동차도 네 바퀴가 평행을 유지할 때 곧바로 잘 달릴 수 있는 것과 같다.

보도블록이나 차선을 따라 양 발이 근접하며 나란하게 바닥에 닿도록 노력하며 훈련한다. 이때 엉덩이를 뒤로 빼면 안 되며 키를 늘이며 허리를 펴고 머리를 들고 시선을 멀리 두는 것이 좋다. 발의 자세를 확인하려고 숙이고 걷는다면 목뼈에 부담이 온다. 다리가 구부러지거나 벌어져 걷는 자세가 좋지 않은 사람은 걸을 때 발이 곧아지도록 힘을 주며 펴는 운동을 하며 걷는다. 조금이라도 벌어지면 벌어진 다리의 무릎관절 내전측 內前側 부위에 부담이 온다. 특히 연골이 마모되어 인공관절 시술을 받아야 하는 사람은 수술 전에 근육을 강화해야 한다. 걷는 연습을 올바르게 하면 통증을 유발하지 않고 걸을 수 있다.

팔자걸음을 걸으면 발뒤꿈치와 새끼발가락 부위에 힘이 집중되어 양기가 흡수되지 못한다. 걷다 보면, 언제나 나쁜 쪽의 발이 외측으로 더 벌어진다. 발이 벌어지는 팔자걸음을 11자 걸음으로 발과 다리가 나란해지도록 훈련을 해야 한다. 걸음걸이를 정상화하지 못하면 재활치료를 받는다 해도 바로 재발되기 쉽다. 걸음걸이를 정상화 하는 것이 우선이다. 체형의 변형을 바로잡는 운동으로 할 경우 의학적으로 바른 자세라 생각되는 것보다 조금 더 바르게 하여 자세를 바로잡는 훈련을 해야 한다.

앉아서 발끝치기나 무릎 번갈아 들기나 동시에 들기를 하며 두발이 벌어지지 않고 좁혀지도록 신경을 쓰며 오랜 동안 연습하면 개선된다. 두 발을 평행하게 유지하며 정강이나 무릎도 평행을 유지해야 무릎 관절에 부담이 경감된다. 계단을 내려갈 때도 마찬가지이다. 마라톤을 할 때도 뛰는 자세를 바로잡아야 기록이 단축될 수 있다.

하루에 만보 걷기 운동은 모든 것을 해결해 준다. 한 번에 다 하지 않고 몇 회에 나누어 함이 좋다.

체력의 소모를 방지하기 위하여 다른 생각을 하지 않고 운동에 집중하며 마음을 하단전에 두고 한다. 편한 속도로 걸으며 좌측 발이 바닥에 닿을 때마다 '호!' 하며 흡식을 하지 않고 호식 위주의 호흡을 하며 걸으면 효과적인 기 순환 운동이 된다. 산을 오를 때는 한 쪽 발이 바닥에 닿을 때마다 '호!' 하며 걷는다. 평지에서는 두 걸음에 한 번씩, 경사가 심해지면 한 걸음에 한 번씩 호식만 한다. 반드시 숨이 차지 않도록 자기에 맞는 속도를 유지해야 한다. 걸으면서 발의 움직임과 함께 조화되게 팔도 적당히 흔들어줌이 좋다. 흡식을 한다면 체력의 소모로 이어진다. 흡식을 한다면 생체전기의 생성이 호흡의 주기와 일치하게 이루어지기 때문이다.

## 심장과 먼 부위 움직이기

심장은 혈액을 순환시키는 순환펌프 역할을 한다. 심장은 순
환펌프 힘만으로 혈액을 온 몸 구석구석 골고루 순환시키지 못
한다. 반드시 근육펌프와 호흡펌프의 도움을 받아야 한다. 근
육펌프의 도움을 받기 위하여 심장의 박동과 근육운동의 주기
를 일치시킨다. 근육이 수축하면 근육내의 혈액은 심장 쪽으로
흐르고 이완하면 심장과 반대쪽으로 흐르기 때문이다. 호흡펌
프는 횡격막의 수축과 팽창으로 복압이 생성되어 혈액순환을
돕는 기능이다. 호식으로 횡격막이 수축하여 위로 끌려 올라가
면 복강 내 장기의 혈액을 빨아올리고 흡식으로 횡격막이 아래
로 밀려 내려가면 복강 내 혈액도 밀려 내려가 호흡펌프 역할
을 한다. 호식으로 정맥혈 순환을 돕고 기운과 혈압을 내리고
흡식으로 동맥혈 순환을 돕고 기운과 혈압을 올린다.

몸을 움직이지 않으면 사랑의 에너지를 공급받지 못해 질병
으로 이어진다. 근육을 움직이면 움직임과 함께 사랑의 에너지
가 따라간다. 따라서 움직이더라도 심장과 가장 먼 부위를 움

128

직이고, 심장과 멀리 떨어지게 하여 움직일수록 혈액순환과 기 순환에 유리하다. 당뇨가 심해지면 발가락에 괴사현상이 오고 통풍환자에서도 엄지발가락에 뇨산의 축적이 가장 많이 된다. 심장과 가장 멀어 혈액순환이 어려워지기 때문이다. 침상에서 잠을 깬 후 좌우 상하로 기지개를 킨다. 한 발씩 들어 흔들기를 한 후 발 돌리기나 발끝치기, 무릎 번갈아들기나 동시에 들기, 두발 들어 마주치기 등 운동을 하면 기와 혈액 순환이 잘 이루어지므로 효과적인 기 순환 운동이 되어 성인병 환자에게 좋은 운동이 된다. 심장의 기능은 오전 6시경이 가장 나쁜 시기이므로 잠을 깬 후에 심장의 기능을 강화하기 위하여 기순환 운동을 하면 심장의 건강 유지에 크게 도움이 된다.

손이나 발을 움직이더라도 심장과 멀리 떨어진 위치에서 할수록 운동 효과는 커지나 심장에 부담이 되고, 가까울수록 심장에 부담이 덜 된다. 기 순환 운동을 할 때는 손과 발을 움직이되 심장에 가까이에서 할수록 기 순환이 잘 되며 심장의 부담도 덜 된다. 유산소운동을 할 경우에는 심장과 먼 부위를 움직일수록, 심장과 멀리 떨어지게 해서 움직일수록 운동 효과가 커진다. 손가락 발가락에 힘을 주며 힘차게 걷는 것이 가장 효과적이다.

## 다리운동하기

다리 근육 특히 허벅지 근육을 폐기물 소각장이라 한다. 다리 근육이 가장 크고 강하기 때문이다. 다리 운동으로 영양분의 소비를 효과적으로 늘릴 수 있기 때문이다. 비만이나 당뇨를 해소하려면 다리 운동을 반드시 해야 한다. 땀을 흘릴 수 있다면 더욱 효과적이다.

종아리 근육을 제이의 심장이라 말한다. 심장과 가장 먼 부위로, 움직여주면 근육펌프의 효과가 가장 크게 나타나기 때문이다. 종아리를 움직이려면 다리 운동을 해야 한다.

다리 운동을 하면 족삼음경과 양경의 기 순환이 잘된다. 족삼음경과 양경을 통하여 우리 몸은 70%의 기를 흡수하고 순환시킨다. 다리 운동이 기 순환에 효과적이라는 의미이다. 팔 운동을 하면 수삼양경과 음경의 기 순환이 잘 된다. 상체를 앞뒤로 움직이면 독맥과 임맥의 기 순환이 잘 된다. 온 몸을 상하로 움직이면 모든 경락의 기 순환이 잘 된다.

다리 운동을 조금만 오래해도 혈당 수치는 떨어진다. 다리 운동과 함께 기 순환 운동을 하면 혈압도 바로 떨어진다. 혈압이 높아졌다는 의미는 다리 운동의 부족으로 근육펌프의 도움이 부족한 것이 가장 큰 이유가 된다. 근육 운동과 심장의 박동

130

주기가 일치하고, 체력의 생산 주기와 호식의 주기가 일치하므로 근육이 수축하는 주기와 호식의 주기와 양상을 조절함으로써 심장의 박동을 마음대로 조절하고 단련시킬 수 있다. 심장은 자율신경의 지배를 받아 마음대로 조절하기 어렵지만 몸을 움직이지 않고도 마음으로 혈압을 올릴 수도 있고 내릴 수도 있다. 방법을 알면 가능해진다. 기는 마음을 따라가므로 마음으로 기 순환을 조절할 수 있기 때문이다.

현대의학은 먹어서 얻는 영양분을 산화시키는 과정에서 얻는 에너지로 체력을 생산하는 것으로 해석한다. 그래서 잘 먹어야 한다는 인식이 있다. 이 탓에 영양분의 과잉 섭취로 비만에 이르는 경우가 많다. 영양분은 과잉 섭취되고 운동은 부족하므로 고혈압과 당뇨 등 성인병을 앓게 된다. 고혈압이나 당뇨를 해결하려면 다리 운동은 필수이다.

다리 운동을 많이 할수록 근육펌프의 효과를 거두기가 쉬워지므로 심장의 건강도 유지될 수 있다. 또한 다리 운동을 해야 족삼양경과 음경이 자극을 받아 70%의 기를 흡수하고 전달하게 된다. 하루에 만보 걷기 운동이 권장되는 이유이다. 걸을 때 팔과 다리는 물론 온 몸의 근육 움직임이 고르게 이루어지고 움직임과 함께 사랑의 에너지가 따라가므로 움직이는 부위에 고르게 사랑의 에너지가 공급된다.

특히 걷거나 뛰는 운동이 좌우 뇌간의 기 순환을 촉진하는 효과가 있어 뇌혈관의 건강 유지를 위해서는 필수적이다. 인간은 좌우 뇌를 균형 잡히게 사용하지 못한다. 사용을 많이 하는 뇌는 기 순환이 잘 되어 혈관의 건강도 유지되나 사용을 덜 하는 쪽의 뇌는 기의 공급도 잘 되지 못해 뇌세포도 죽고 혈관이 위축되고 부분적으로 막히기도 한다. 앉아서 정신노동을 많이 하는 사람은 걷기 운동을 필수적으로 해주어야 한다.

## 좌우 균형 맞추기

뇌의 발달은 몸의 움직임과 반대로 이루어진다. 나쁜 쪽의 운동을 강화해야 개선이 가능하다. 몸에서 우측 운동을 많이 하면 좌측 뇌의 혈관이 발달하고, 좌측 운동을 많이 하면 우측 뇌의 혈관이 발달한다. 나이 들어 좌우 뇌혈관의 발달에 차이가 나므로 이를 개선하려면 이에 상응하는 운동을 더 해주면 개선할 수 있다.

대부분 사람들이 우측을 많이 사용해 좌측 뇌에 사랑의 에너지 공급이 잘 되어 좌뇌가 발달하고 죽는 뇌세포 수도 적다. 뇌세포가 죽으면 해당 뇌세포는 명령을 내리지 못한다. 죽은 뇌세포가 관장하던 부위로는 마음이 내린 명령이 전달되지 못하므로 움직일 수가 없다. 기 순환은 뇌세포가 많이 살아서 기능하는 쪽에서 순환이 잘 되므로 뇌졸중이 온다면 뇌세포가 많이 죽는 우측 뇌에서 온다. 기는 상단전에서 하단전으로 내려올 때 같은 방향으로 내려오므로 우측 뇌세포가 많이 죽었다면 몸에서도 우측 부위에서 기 순환이 잘 되지 못해 마비가 오면 우측에서 온다.

우측을 많이 사용해 근육도 발달하고 사랑의 에너지를 많이 받을 것 같지만 뇌의 기 순환이 우선이다. 나이 들수록, 고혈압이나 심혈관 질환이 있는 사람일수록 좌측 팔에서 측정하는 혈압이 우측 팔에서 측정하는 혈압보다 수치가 적게 나온다. 좌우 팔에서 측정하는 혈압의 수치가 다르게 나오는 것은 몸의 컨디션이 좋지 않다는 의미이다. 체형의 변형이 오면 변형이 심할수록 몸의 좌우의 혈관 상태도 변화가 오므로 좌우 팔에서 측정하는 혈압에도 차이가 난다.

우리는 집에서 혈압을 측정할 때와 병원에서 측정할 때 수치가 다르게 나옴을 경험한다. 혈압은 마음의 상태에 따라 크게 달라지지만 실제로 어느 팔에서 혈압을 측정하느냐에 따라 수치가 다르게 나올 때도 있다. 집에서 혈압을 측정할 때는 우측 손으로 조작을 해야 하므로 좌측 팔에서 측정하지만 병원에 가서 할 때는 우측 팔을 자주 쓰던 습관대로 우측 팔에서 측정하므로 병원에서 측정하는 혈압이 대부분 높게 나온다.

좌우 팔에서 측정하는 혈압의 차이가 10mmHg 이상 나오거나 최고혈압과 최저혈압의 차인 맥압脈壓이 60mmHg 이상이라면 심혈관질환이 심각하다는 의미이므로 전문적인 치료를 받아야 한다. 대부분 사람들이 몸의 우측 기능을 좌측보다 양호하게 쓰고 있지만 중풍을 맞으면 뇌세포가 많이 죽은 우측으로 마비가 온다. 기 순환에는 뇌세포가 우선이기 때문이다. 체형의 변형이 심할수록, 운동이 부족하거나 과할수록 기를 받지 못해 활성산소의 생성으로 질병과 소멸로 이어진다.

# 18

# 질병과 통증의 치료

----------------------------------------

　질병과 통증은 사랑의 에너지가 부족하다는 증거이며 영혼이 육신에게 주는 사랑의 에너지가 부족하다는 경고이다. 영혼이 육신에게 주는 경고는 얼굴 표정에서 가장 잘 나타난다. 얼굴에는 기 순환 양상이 잘 나타나므로 얼굴을 보면 건강상태는 물론 마음의 상태도 알 수 있어 얼굴을 마음의 창이라 한다.

　얼굴은 얼, 즉 영혼이 드나드는 굴이라는 의미이다. 영혼은 인당印堂을 통하여 상단전으로 드나들어 인당을 혼 구멍이라 한다. 우리말에 '혼 구멍을 낸다'는 말이 있다. 혼 구멍을 내어 영혼을 나가게 하므로 죽음을 각오하라는 말이다.

　기 순환 양상이 얼굴에 나타나 어떤 모습으로 살아가든 얼굴에 삶의 이력서가 쓰인다. 통증이 오면 일그러진 모습이 되고, 근심과 걱정이 쌓이면 근심어린 모습이 되고, 우울하면 우울한 얼굴을 만들고, 화를 내면 화난 얼굴을 만든다. 기 순환이 잘 이루어지면 얼굴에 건강과 젊음, 기쁨과 행복감, 여유와 미소가 나타나고 화색이 돈다.

행복을 누리는 젊은이의 얼굴은 누구나 예쁘고 사랑스럽고 노인은 인자하게 보인다. 사랑의 에너지를 많이 되돌려 받았기 때문이다. 천진무구한 어린이는 누구나 예쁘고 사랑스럽다. 경락이 열려 있어 사랑의 에너지를 많이 받기 때문이다.

생체전기의 소모가 가장 큰 감각기관은 눈이며 다음이 귀이다. 따라서 눈을 보면 기 순환 상태를 알 수 있다. 눈초리를 보면 기가 강한 사람인지 약한 사람인지, 자신감이나 야망이 있는지, 총명한지, 심지어 성격까지도 짐작할 수 있다.

체력이 떨어지면 눈에 가장 먼저 피로 증상이 나타나며 눈의 기능이 떨어진다. 노화현상도 눈에서 먼저와 눈이 침침해지며 노안이 되고 백내장도 생기고 광채도 떨어진다. 기운이 없고 자신감이 없는 사람의 눈에서는 광채가 나지 않는다. 희미한 눈동자에서는 희망이 보이지 않는다.

나이 들어가며 귀의 기능이 떨어지므로 온갖 이명도 생기며 잘 들리지 않아 목소리가 커진다.

체력이 떨어져서 눈과 귀에 나타나는 증상은 너무 다양하며 치료가 어려운 경우도 많다. 체력이 떨어지며 오관의 기능도 떨어지고 책을 보기 어려워지고 졸음이 잘 온다. 뇌가 의식 활동을 하려면 체력의 소모가 커지므로 뇌의 의식 활동을 감축하려는 생리적 현상이 졸음으로 나타난다.

질병이나 통증은 사랑의 에너지 공급이 부족하다는 증거이며 사랑의 에너지를 공급하는 것이 근본 치료법이 된다. 기 순환 운동으로 체력을 키우는 방법이 가장 좋은 치료법이다.

큰 힘을 쓸 때는 숨을 내쉬어야 체력이 소모되지 않는다. 숨을 멈추고 큰 힘을 쓰면 뇌에서 기가 순환하지 못해 혈압이 오르고 뇌세포가 죽고 뇌출혈 가능성을 높인다. 큰 힘을 쓰는 사람은 뇌출혈의 가능성도 그만큼 커지는 것이다. 나이 들어서 힘자랑을 하는 것은 어리석은 짓이다.

운동을 하며 살아가는 사람은 나이 들어도 체력이 좋아 아직 이팔청춘이라고 생각한다. 체력이 좋더라도 살아오면서 뇌세포가 죽은 비율은 다른 사람과 크게 다르지 않다. 심경락이 닫히면 생체전기의 생성이 중단되므로 활성산소가 생성되어 뇌세포와 혈관을 이루는 내피세포가 죽어 혈관의 노화를 초래하기 때문이다.

뇌와 혈관의 노화는 나이와 현재 가지고 있는 체력과는 무관하다. 체력이 좋은 사람이라도 혈관의 노화는 경락이 열리는 삶을 얼마나 살아왔느냐에 따라 다르게 나타나기 때문이다. 젊은 운동선수라도 심장마비가 오는 이유이다.

체력이 좋던 사람에게서 사고율이 더 크게 나타난다. 몸이 약한 사람은 항상 조심하며 살아가므로 오히려 사고율은 떨어진다. 기고만장하면 사고로 이어지기 쉬운 것이다.

체력이 떨어진 사람은 쥐도 잘 나고 근육이 뭉치기도 잘 하고 멍이 잘 든다. 별것 아닌 일로 근육운동 장애를 일으키고 근육통을 호소한다. 쥐가 나면 쥐가 난 근육에서 모세혈관의 파괴가 심하고, 젖산의 생성이 증가하여 피로도를 높인다. 쥐가 잘 나는 사람은 생체전기의 생성이 부족하다는 의미이므로 혈관이 응고되지 않도록 예방 차원에서 항응고제를 복용하는 것이 좋다. 체력을 키우는 기 순환 운동을 하면 좋아진다.

운동을 자주 하지 않는 사람은 대수롭지 않은 움직임으로 삐끗하더니 움직일 수가 없고 근육통이 오는 경험을 하게 된다. 노인은 말할 것도 없고 젊은이도 어깨와 허리 질환으로 고생하는 사람이 많다. 작은 자극을 견디지 못하고 모세혈관이 손상을 받아 염증이 생겨 붓고 아프게 된다. 물리치료를 받아도 멍이 들기도 하고 몸살이 난다. 오래 누워 있는 환자의 근육을 만지면 근육이 뭉쳐 뭉글뭉글하게 느껴진다. 누르면 통증을 호소하며 조금이라도 과하게 누르거나 마사지를 해주면 멍이 든다. 멍이란 기가 공급되지 못해 모세혈관이 손상된 탓에 혈액이 조직으로 스며들어 염증을 일으키는 현상이다.

운동선수들도 근육을 무리하게 사용하면 근육이 뭉쳐 근육통이 오므로 파스를 붙인다. 근육통은 생성되는 생체전기보다 소모되는 생체전기의 양이 많아 기의 공급이 부족해짐으로 인해 활성산소가 생성되어 모세혈관이 손상을 받아 나타난다. 뭉친 근육은 바로 풀어주어야 한다. 근육이 뭉치면 뭉친 정도에 따라 기 순환을 막아 모세혈관의 파괴로 근육통으로 이어지며 만성화하면 석회화하며 오래 고생하게 된다.


통증이나 질병은 사랑의 에너지의 공급이 부족하다는 의미이다. 근육통은 물리치료나 재활치료, 통증의학과에서 하는 치료나 약물로도 치료가 잘 되지 않는다. 움직임이 부족해 기를 받지 못해 야기된 일이므로 근본적으로 스스로 움직여주어 사랑의 에너지를 공급해 주어야 치유된다. 근육통이 오는 부위를 효과적으로 움직일 수 있는 동작으로 해 주어야 한다.

사랑의 에너지는 자기 스스로 공급해야 한다. 스스로 몸을 움직여 운동으로 해결하는 것이 빠르다. 근육을 움직인다는 의미는 움직임과 함께 기가 따라가는 현상이다. 과격하지 않게 기분 좋을 정도로 움직여 주는 것이 비법이다.

다른 사람이 하는 물리치료나 처치로 치유되기 어려우며 때로는 손상을 키우기도 한다. 물리치료를 받을 때 통증이 온다면 숨을 참지 말고 호식과 함께 아픈 곳으로 마음과 기운을 함께 보내면 된다. 참기가 힘들다면 고래고래 소리를 지르며 아픈 곳으로 마음과 함께 기를 보낸다. 치료하는 사람이 환자에게 아픔을 참지 말고 아픈 곳으로 호식과 함께 기운을 보내라고 요청하면 된다. 참고 견디는 만큼 조직의 손상도 커진다. 숨을 멈추면 기 순환이 중단되어 생체전기의 생산이 중단되기 때문이다.

기는 다른 사람에게 줄 수도 있다. 그러나 받을 사람이 믿고 받아들일 수 있어야 한다. 사랑을 줄 수도 있으나 받을 사람이 믿고 받아들여야 하는 것과 같다. 기를 받으려는 사람은 마음을 하단전에 두고 받으면 마음이 머문 하단전으로 기가 모이므로 기를 받을 수 있다. 기를 줄 때는 양손 손바닥 중앙의 노궁혈로 주고, 받는 사람도 양손의 노궁혈로 받되 마음을 하단전에 둔다.

# 19

# 몸의 움직임과
# 체형의 변형

　나이 들어가며 체형의 변형은 정도의 차이가 있으나 누구에
게나 온다. 부상에 의할 수도 있지만 습관적으로 바른 자세를
유지하지 못하고 어느 한쪽을 더 사용하기 때문이기도 하다.
성인이 되었다고 유지되기만 하는 것이 아니다. 뇌세포를 제외
한 모든 조직의 세포는 생성과 소멸을 되풀이하며 균형을 유지
한다. 기를 받으면 생성과 번성으로 이어지고 받지 못하면 위
축과 소멸로 이어진다.

　우리는 어릴 때부터 우측을 바른쪽이라 하고 좌측을 왼쪽이
라 하여 습관적으로 우측을 더 많이 사용하게 한다. 아기들이

보행기를 타는 것을 보면 어느 한쪽 다리로 보행기를 민다. 어릴 때부터 어느 한 쪽을 사용하는 것이 습관화되면 성장 내내 바꾸기 어렵다.

많이 사용하는 쪽의 근육과 혈관은 발달하고 적게 사용하는 쪽의 근육과 혈관은 약해지고 발달도 덜 된다. 뇌도 사용을 많이 하는 쪽이 발달한다. 다만, 뇌와 몸은 서로 상반된 관계에 있다. 몸의 우측을 많이 사용하면 뇌는 좌측이 발달하고 혈관도 발달하며 우측 뇌는 발달하지 못하고 혈관도 위축되어 가늘어지기도 하고 막히기도 한다.

나이 들어 갈수록 좌우 뇌의 혈관 상태가 달라진다. 팔과 다리의 좌우측 사용을 균형 잡히게 하지 못하는 습관 때문에 자세와 척추의 변형이 오고 이에 따라 질병도 발생하고 노화를 촉진한다. 사용을 많이 하는 쪽이 발달하고 사용을 덜 하는 쪽은 위축된다.

살아가면서 대부분 두 다리 중 어느 한 쪽의 다리가 길어지거나 발이 외측으로 벌어진다. 다리를 포개고 앉는 경우 습관적으로 한쪽 발을 위로 올린다. 위로 올린 다리가 길어진다. 책상다리를 하는 경우 안쪽으로 들어간 다리가 길어진다. 서서 쉬려 해도 어느 한 발은 앞으로 내딛고 다른 발에 체중을 싣는다. 쉬려는 다리가 나쁜 쪽이다. 체중이 불어나면 무게 중심을 넓게 잡기 위하여 발이 외측으로 벌어지게 되어 팔자걸음으로 바뀌며 체형의 변형을 초래한다. 이래서 비만이 온갖 질병의 원인이라는 것이다.

다리가 길어지거나 외측으로 벌어지면 그쪽 고관절의 높이가 높아지며 골반의 좌우 균형이 맞지 않게 된다. 골반의 좌우 균형이 무너져 기울어지며 체형의 변화가 온다. 높아진 골반은 머리와 상체를 반대쪽으로 기울어지게 하므로 머리의 균형을 위하여 어깨를 낮추어 머리를 곧게 유지하려 하므로 척추의 변형을 초래해 목이나 등에 척추의 측방 만곡이 온다. 양 어깨선이 기울어진 골반과는 반대가 되며 체형의 변화는 더욱 악화되고 복잡해진다.

척추 뼈 사이사이에는 디스크가 있어 척추의 움직임을 가능하게 하는데 척추가 어느 한 쪽으로 기울어지면 기울어진 쪽의 디스크가 압박을 받는다. 지속해서 받으면 압박 받은 부위가 납작해지든가 반대편으로 밀려나가게 되어 척추의 변형은 더욱 커지며 기능이 저하되고, 밀려나가는 디스크가 척추신경을 압박하면 해당 신경이 지배하는 팔이나 다리가 저리게 되며 기능은 더욱 떨어진다. 소위 디스크라는 병명이 붙게 된다.

문제는 체형의 변형이 온다면 그만큼 기가 순환하는 데 저항을 초래해 기 순환이 잘 되지 않는다는 것이다. 예를 들어 좌측 목뼈의 디스크가 눌려 압박을 받으면 디스크는 우측으로 밀려 나가 우측 팔로 가는 척추신경을 압박하므로 우측 팔이 저리기도 하고 손가락 움직임이 나빠지고 특정 부위 조직에 이상이 오기도 한다.

좌측 다리가 길어진 체형은 우측을 많이 사용하게 된다. 쉬려 해도 우측 다리에 체중을 싣는다. 다리를 포갤 때 좌측 다리가 위로 올라가야 편하다. 가부좌를 해도 좌측 다리가 우측 다리 위로 먼저 올리는 것이 편하다. 좌측 발이 외측으로 더 벌어진다. 책상다리를 하면 좌측 다리가 안쪽으로 들어간다. 좌측 발의 폭이 좁고 길어 보이고 우측 발은 폭이 넓고 짧아 보인다. 좌측 엄지발가락의 변형이 우측보다 크다. 고관절과 골반의 높이도 좌측이 우측보다 높아져 골반의 변형이 온다. 골반이 기울어져 우측이 아래로 처진다.

골반이 우측으로 기울어지면 머리도 우측으로 기울어지므로 머리의 무게를 견디기 위하여 어깨가 좌측으로 기울어져 양 어깨선이 골반과는 반대가 되려고 한다. 목 부분 척추에 측만증을 유발한다. 좌측 대퇴부가 외측으로 틀어지며 엉치가 아파온다. 엉치란 말은 표준말이 아니나 고관절을 포함하는 골반과 엉덩이를 포함하는 골격을 의미하고, 엉덩이라 하면 지방질을 포함하는 근육과 뼈를 모두 포함하는 의미이다.

144

허리가 우측으로 휘면서 요추의 변형과 분리증, 전위증, 디스크가 발생하며 좌측 척추신경을 압박하여 좌측 발목이나 무릎에 통증이 오며 관절이 나빠진다. 몸의 우측 부분을 잘 다친다. 목뼈가 좌측으로 기울어지며 디스크가 생겨 우측으로 삐져나오면 척추신경을 압박하여 우측의 어깨, 팔, 손, 손가락이 더불편하고 저리기도 한다. 척추 디스크가 빠져 나오는 방향이 기울어진 반대편으로 나오게 되므로 신경을 압박하여 저리게된다.

손가락으로 깍지를 끼면 좌측 엄지손가락이 위로 올라온다. 손을 마주 대보면 우측 손가락이 길다. 뒤돌아 볼 때는 우측으로 뒤돌아본다. 우측 다리에 체중이 실리는 것이 편하다. 우측을 더 많이 사용한다. 뇌는 좌측 뇌가 우측 뇌보다 발달한다. 좌측 뇌의 혈관이 발달하고 우측 뇌의 혈관은 발달이 덜 되고 위축되는 현상이 오므로 가늘어지기도 하고 막히기도 한다.

고혈압으로 중풍이 오면 혈관이 위축된 우뇌에 오고 몸은 우측에 마비현상이 온다. 뇌세포가 많이 죽은 쪽이 기 순환이 잘되지 않기 때문이다. 기는 몸 뒤쪽에서 앞쪽으로 같은 방향으로 순환되기 때문이다. 상단전을 나온 기는 기경팔맥 중 음유맥이 목에서 교차하며 흐르는데, 충맥, 음교맥, 임맥은 좌우를 교차하지 않기 때문이다. 혈압을 재면 좌측 팔에서 낮게 나오고 우측 팔에서 높게 나온다. 우측 다리가 긴 체형은 좌측 다리가 긴 체형에서와 반대 현상이 나타난다.

　요즈음 청소년들을 보면 컴퓨터나 스마트폰의 이용으로 자세가 나빠져 목의 척추 뼈의 정상적인 만곡이 유지되지 못하고 일자목이 되고, 등이 굽거나 척추측만증을 갖는 비율이 늘고 있다. 걸음걸이도 바르지 못한 비율이 높다. 비만까지 겹치므로 장래의 건강이 우려되는 상황이다. 학교체육에서 바른 자세에 대한 교육이 필요하다.

# 20

# 자세 바로잡기

-----------------------------

　변형된 체형을 바로 잡고자 할 때, 해당 부위만 바로잡는다
고 해결되기 어렵다. 다리에서 변형이 왔다면 골반과 허리와
목을 포함하는 모든 척추와 양 어깨를 포함하는 골격 전체에도
어느 정도 변화가 오므로 전신을 바로잡는 운동을 할 때 효과
가 더 크게 나타난다. 전신적인 운동으로 모든 관절을 풀어주
어 활성화하고 골격의 변화를 유도하도록 운동을 함으로써 효
과를 늘릴 수 있다.

　체형을 바로잡으려면 무엇보다 우선적으로 근력과 체력을
늘려주어야 근본 치료가 가능해진다. '호호 기 순환 운동법'의
동작들은 대부분 기 순환이 잘 되고 체형을 바로잡는 운동이

되므로 자세를 바르게 하고 기본적인 운동을 원칙대로 차례대로 하면 모든 관절이 풀어지고 바른 자세를 취하기 수월해진다. 실제로 재활치료를 받을 때보다 치료 효과가 더 크게 나타난다. 운동을 몇 개월 하다보면 몸의 변화가 눈에 띌 정도로 개선되어 나타난다.

근본적으로 척추와 골반, 다리, 걸음걸이가 바로잡혀야 체형도 바로잡힌다. 특히 걸음걸이를 바로잡는 것이 가장 중요하다. 체형을 바로잡아가며 체력을 늘리고 중심을 강화하면 근본 치료가 된다. 가슴과 어깨를 활짝 펴고 머리를 하늘과 가까운 자세를 유지하며 기를 늘이며 척추를 바르게 유지하는 것이 가장 중요하다.

척추 강화 운동은 특정 척추에 집중되지 않고 척추 전체를 하나의 단위로 하여 전체의 길이를 늘이며 틀어줄 때 척추협착증을 치료하고 척추를 바로잡는 효과가 커진다. 척추 전체의 길이가 최대로 늘어나도록 키를 늘여 유지하는 것이 비법이다. 나이 들어도 가슴과 어깨가 쪼그라들지 않고 등과 허리가 바르게 유지되어 체형의 변형이 적을수록 장수를 누린다.

## 앉는 자세

앉는 자세에서 다리와 발이 좌우 대칭이 될 수 있는 자세를 취할 때 척추의 자세가 바르게 유지되기 쉽다. 다리를 꼬고 앉는다든가 두 다리를 같은 방향으로 접고 앉는 것은 불리하다. 발이 밖으로 나간 다리의 무릎의 내전측內前側 부위의 인대와 연골에 부담을 초래한다. 무릎은 언제나 내전측 부위가 취약해 연골이 파열되기 쉽다. 의자에 앉더라도 비스듬히 앉으면 좋지 않다. 습관이 되면 다리의 길이가 달라지고 척추가 똑바로 유지되지 못한다. 골반의 변형과 척추의 변형으로 이어진다.

앉을 때 하체의 굵기 때문에 좌우 대칭의 자세를 취하기 쉽지 않다. 엉덩이를 의자 뒤로 바짝 당겨 앉아야 한다. 가부좌 자세는 하단전이 피라미드의 중심이 되어 하단전에 기가 모이게 되므로 기를 수련하는 기본 자세가 된다. 좌우대칭이 되며 척추를 바로 유지할 수 있는 자세로 스님들의 기본 수행 자세이다. 스님들이 하는 독경은 호식 위주의 호흡이 되고 목탁을 두드림이 동적인 단전호흡이 된다. 기 순환이 유지되어 가부좌 자세를 오래 유지할 수 있다. 명상을 할 때도 명상호흡으로 단전호흡이 되어 기 순환이 유지된다.

보통 사람은 가부좌 자세를 취하기가 쉽지 않다. 오래 유지하는 것은 더욱 어렵다. 방석을 깔고 엉덩이가 닿는 부분을 적당히 높여 주면 조금 편해진다. 기 순환이 유지되면 자세의 유지가 가능하다. 기 순환이 안 되면 혈액순환도 잘 되지 않아 견디지 못한다. 편한 자세일지라도 움직이지 않고 동일한 자세를 오래 유지하기는 어렵다.

우리의 조상들은 무릎을 꿇는 자세를 기본으로 했다. 무릎을 꿇는 자세는 좌우대칭을 유지하기가 수월할 뿐 아니라 구부린 발가락 위에 체중을 실리게 함으로서 효과적으로 기 순환을 촉진한다. 무릎을 꿇고 허리를 펴고 앉으면 좌우대칭의 자세를 유지하기 수월하므로 힘들이지 않고 바른 자세를 유지하며 기 순환을 잘 시킬 수 있다.

서당에서 공부를 할 때도 몸을 좌우로 흔들며 소리를 내어 글을 읽게 했다. 좌우 뇌에 기 순환을 촉진시키고 소리를 지속적으로 내어 호식 위주의 동적인 단전호흡을 하게 한 셈이다. 아이들에게 벌을 줄 때 무릎을 꿇고 두 손을 높이 들게 했다. 벌을 받는 사람이 잘못을 뉘우치고 마음을 바로잡아야 경락이 열린다. 불평불만을 하고 억울하다는 생각을 하게 되면 경락이 닫힌다. 잘못을 뉘우치고 마음을 바로잡으면 경락이 열리고, 무릎을 꿇고 두 손을 높이 들수록 하늘과 가까운 자세가 되어 기 순환이 잘 되게 한 셈이다. 잘못을 바로잡아 주어 감사함을 느낀다

150

면 경락이 열려 사랑의 에너지를 받는다. 아이들한테 이유를 설명하고 벌을 주어야 달게 받아들이고 경락이 쉽게 열린다.

무릎을 꿇을 때 발가락은 구부리는 것이 더 편하다. 가장 하기 쉬운 자세로 경락을 열고 기 순환을 잘 시키는 방법이다. 생체전기의 생산을 늘려 뇌와 심장의 기능을 증진시켜 바른 삶을 살게 하는 현명한 처방이다. 무릎을 꿇리고 손을 높이 들게 하는 행위를 학교 벌로 허용하는 것도 생각해 볼 문제이다.

앉아서 일을 오래 할 때는 쪼그려 앉지 않고 엉덩이를 바닥에 대고 해야 한다. 가능한 의자에 앉는 것이 유리하다. 요즈음 밭일을 하는 할머니들이 엉덩이에 두툼한 받침대를 달아 붙이고 일 하는 모습을 보는데 허리와 무릎관절 보호에 도움이 되는 방법이다.


**발의 놀림**


언제나 두 발이 11자로 나란히 유지되는 것이 좋다. 발이 모든 체중을 견디게 되므로 바닥에 닿는 발의 자세가 바르지 않으면 체형의 변화가 온다. 근본적으로 발의 자세를 바로 잡아야 체형의 변형도 바로잡힌다.

발은 팔자로 벌어지면 안 되고 언제나 나란해야 한다. 양 발이 11자로 나란하려면 안짱다리가 되지 않을까 걱정이 될 정도로 발의 앞쪽을 내측으로 모아야 한다. 이에 일치하여 정강이와 무릎이 서로 나란하게, 마치 양 바퀴가 평행을 이루며 돌아가는 모습처럼 이루어져야 능률도 오르고 체형의 변형이 발생하지 않는다. 걸을 때는 엄지손가락을 위로 올리고 팔과 다리의 운동이 4바퀴가 평행을 유지하는 모습대로 하면 바른 자세가 되어 체형을 바로잡는 데 도움이 된다. 계단을 내려갈 때도 마찬가지이다. 자동차의 경우, 네 바퀴가 평행을 유지하며 달릴 때 속도가 나는 것과 같은 원리이다.

쪼그리고 앉더라도 발이 벌어지면 안 된다. 무게 중심을 넓힌다고 발이 벌어지게 하고 쪼그리면 무릎의 내전측內前側 연골에 힘이 집중된다. 무릎은 내전측 연골이 가장 취약하다. 양 발뒤꿈치는 서로 가까이 하고 무릎과 발은 벌릴수록 더 나쁘다.

무릎을 꿇더라도 앞에서 볼 때 양 무릎의 길이가 같아야 하며 한 쪽 무릎이 앞으로 더 나오면 안 된다. 양 발과 무릎을 연결하는 선도 나란해야 한다. 무릎을 꿇을 때 발의 간격을 적당히 띄우라는 의미이다.

발을 뻗고 앉더라도 발을 똑바로 세워야 한다. 발이 바닥으로 누우면 무릎관절에 무리가 간다. 운전을 할 때도 좌측 발은 똑바로 세운 상태를 유지하든가 차벽에 기대어 세워두는 것이 좋다. 바닥에 발이 누우면 무릎인대와 연골이 약해진다. 운전을 오래 하면 오른발은 지속적으로 사용하므로 부담이 오지 않으나 왼발과 무릎에 부담이 오는 이유이다. 발을 사용하지 못하므로 근육펌프가 작동되지 못해 혈액순환도 순조롭지 못한 것도 이유가 된다.

## 좌우대칭 유지

우리가 뒷모습만 보아도 연령대를 짐작할 수 있는 이유는 운동 부족으로 척추 주위의 관절이 굳어져 체형이 변화하기 때문이다. 척추관절에 이상이 오면 균형상 좌우 대칭이 무너져 온몸에 영향을 준다. 좌우 대칭이 깨지면 몸은 무너진다. 변형이 온 만큼 기 순환에 저항을 초래한다. 사랑의 에너지의 공급이 부족한 만큼 퇴행성 변화와 질병을 야기하고 노화와 수명의 단축으로 이어진다.

언제나 몸의 자세가 좌우 대칭이 되도록 신경을 써야 한다. 앞과 뒤의 관계도 마찬가지이다. 목과 등, 허리, 골반을 이루는 척추의 만곡이 정상적으로 유지되어야 한다. 특히 목과 허리의 만곡 유지가 중요하다. 정상적인 만곡에서 어긋나거나 기울어지면 작은 하중에도 견디지 못한다. 체중이 불어나는 것도 짐을 지고 다니는 것과 같다. 청소년기에 너무 무거운 가방을 들고 다니면 체형의 변형이 오기 쉽다. 배낭에 지고 다니는 것이 유리하다.

나이 들어 체력이 떨어져 있다면 한 손으로 무거운 물건을 들고 다니지 말고 지고 다니는 것이 유리하다. 여자들은 핸드백을 늘 들고 다니는 것이 몸의 좌우 균형을 깨는 원인이 되기 쉽다. 굽이 높은 신발이나 폭이 좁은 신발은 신지 않는 것이 좋다. 발가락이 모두 벌어질 수 있어야 기 순환이 잘 된다.

# 21
# 체형 바로잡는 운동법

--------------------------------------------

'호호 기 순환 운동법'의 모든 동작은 체력의 생성을 극대화
한다. 운동을 할 때 관여하는 모든 부위는 사랑의 에너지를 충
분히 공급받고 기 순환이 잘 되는 자세를 유지함으로써 자세를
바로잡는 치료 효과가 나타난다. 국소적으로 불편하고 질병 상
태에 있다 하더라도 근본적으로 체력을 늘리는 것이 우선이다.
그러므로 치료를 위한 운동을 하더라도 '호호 기 순환 운동법'
의 기본적인 동작들을 우선적으로 해주고 치료를 위한 운동을
별도로 추가해서 한다. 체형의 변형으로 하기 어려운 동작이
있다면 어려운 동작은 하지 않는다. 조금씩 서서히 시도하면
개선되어 가능해진다. 계속 하다 보면 체력이 증가하고 체형이

바로잡히며 하지 못하던 동작도 가능해진다.


## 호식으로 사랑의 에너지 보내기


병변 상태에 있는 특정 부위에 사랑의 에너지를 보내려면 보내려는 부위에 마음을 집중하고 '누워서 호식하기'에서와 같은 방법으로 호흡을 하며 마음과 함께 기운을 보내면 효과적이다. 운동을 하더라도 나쁜 부위에 사랑의 에너지를 집중시킬수록 치료 효과가 커진다.

목뼈에 이상이 왔다면 머리를 들고 하는 운동을 한다. 머리는 들고 몸통을 한 바퀴 돌려가며 한다. 허리에 이상이 왔다면 누워서 머리와 상체, 발을 들고 하는 운동으로 허리와 배에 힘이 집중되는 운동을 한다. 허리가 틀어진 상태에서 할 때 효과가 더 크게 나타난다.

허리가 아프거나 목이 불편할 때, 허리나 목 등 특정 부위에 움직임이 집중되는 운동은 삼가야 한다. 허리운동이나 목운동과 같은 국소 부위에 움직임이 집중되는 운동은 특정 관절에 부담을 초래하기 쉽다. 척추 전체를 하나의 단위로 생각해 전체를 늘여주며 틀어주는 운동을 하는 것이 좋다. 척추를 국소적으로 틀지 말고 전체를 틀어줄 때 척추협착증의 치료 효과도 커진다. 누워서 하는 운동으로 머리와 상체, 다리를 들고 하면 허리와 배에 힘이 집중되므로 치료 효과가 커진다. 누워서 하는 경우에는 호식을 강하게 하며 아랫배가 불룩해지도록 기운을 하단전으로 밀어 넣으면 기 순환에 가속이 붙는다.

앉아서 하는 운동일 경우 호식을 힘차게 하면서 동시에 상체를 깊이 숙여 아랫배를 눌러주어 하단전이 압력을 받으면 효과적으로 기 순환이 이루어진다. 단전호흡 수련 방법 중 파랑호흡[7]이 이에 해당하는 운동이다. 복압의 형성과 기 순환 효과가 특출한 운동이다.

서서 하는 경우 호식을 강하게 하며 동시에 순간적으로 아랫배에 힘을 주면 기 순환에 가속이 붙는다. 횡격막이 생체전기를 생산하는 발전기의 피스톤 역할을 하므로 횡격막의 운동 폭이 클수록 효과가 커진다.

몸을 움직이면 사랑의 에너지는 움직임과 함께 따라간다. 움

---

7 무라기 히로마사의 단전호흡법이다. 상체를 구부렸다가 일으켰다 하면서 하단전에 힘을 넣으며 단전호흡을 한다. 하단전에 기운이 밀려왔다가 밀려가는 것이 마치 파도와 같아 파랑호흡이라 한다. 소파랑식, 중파랑식, 대파랑식 호흡법이 있다.

직인다 해도 스스로 할 때는 사랑의 에너지가 따라가지만 다른 사람이 강제로 운동을 시키면 사랑의 에너지가 공급되지 못해 활성산소가 생성되어 모세혈관에 손상을 주기 쉽다. 재활치료가 효과를 거두기 어려운 이유이다. 강제로 시행하는 강도 높은 물리치료나 재활치료는 조직에 손상을 주기 쉽다. 사랑의 에너지가 공급되지 못해 활성산소가 생성되어 모세혈관이 손상되기 때문이다.

환자가 적극 참여하여 스스로 사랑의 에너지를 치료하고자 하는 부위로 보낼 수 있어야 치료 효과도 나타난다. 시술자는 환자에게 사랑의 에너지를 보낼 것을 요구해야 한다. 보낼 수 없다면 아플 때마다 큰 소리로 고래고래 소리를 지르라고 하여 호식을 지속하면 사랑의 에너지는 공급된다. 통증을 참는다고 숨을 멈추고 참으면 활성산소의 생성으로 모세혈관의 손상이 오므로 염증이 생겨 치료받은 후에 멍이 들기도 하고 조직에 통증이 오고 몸살을 하는 등 고생을 한다. 시술자는 언제나 환자의 체력을 고려해 환자가 감당할 수 있을 정도로 움직임의 강도와 범위를 조절해야 한다. 환자의 체력을 초과하는 힘을 가하면 오히려 조직의 손상으로 이어짐을 잊지 말아야 한다.

## 자세 바로잡기

체형의 변화로 척추의 변형이 왔다면 변형된 척추의 형태를 바로잡는 운동을 해야 한다. 우선 변형된 상태를 정확히 알아야 그에 대비한 운동을 효과적으로 할 수 있다.

바른 체형의 기준은 앞에서 볼 때 양 눈의 동공을 잇는 선, 양 어깨를 잇는 어깨선, 양 골반을 잇는 골반선, 양 무릎을 잇는 무릎선이 모두 평행을 유지해야 한다. 옆에서 볼 때 귓구멍, 어깨 중심, 고관절 중심, 무릎 중심, 복숭아뼈의 중심이 일직선상에 있어야 한다. 척추의 정렬 상태가 좋아야 하며 변형이 없어야 한다. 재활의학 전문의의 진단이 우선적으로 필요하다. 어떻게 해야 바른 자세가 되는가를 확실하게 배워야 한다. 확실하게 알고 운동을 지속하면 치료 효과를 높일 수 있다.

우리 몸의 뼈는 7년이면 모두 바뀐다고 한다. 사랑의 에너지로 치유되지 않는 질환은 없다. 꾸준히 노력하면 나이와 상관없이 변형을 바로 잡을 수 있다. 뼈는 일정한 형태를 유지한다고 생각하지만 실제는 뼈를 만드는 조골세포에 의한 생성과 파괴하는 파골세포에 의한 파괴가 지속적으로 이루어지며 항상성을 유지하는 현상이다. 우리 몸도 나이 들어 노인이 되었다고 조직이 성장하지 않는 것이 아니다. 뇌세포를 제외한 모든 조직 세포는 생성과 소멸이 지속되며 균형을 유지한다. 사랑의 에너지 공급 양상에 따라 조직의 생성과 소멸이 이루어지므로 사랑의 에너지를 어떻게 공급하느냐에 따라 원하는 바를 성취할 수 있다. 재활치료나 물리치료를 하며 주무르거나 마사지를 할 때 사랑의 에너지를 보내는 방향에 따라 생성과 파괴가 다르게 나타나므로 치유를 유도할 수 있다. 사랑의 에너지를 받으면 생성되고 받지 못하면 파괴된다.


## 기마자세 이용하기

기마자세에서 하는 모든 동작은 무릎 강화 효과가 있다. 정적인 자세로 운동을 할 때도 양 발을 평행하게 나란히 유지한다. 양 발은 11자로 넓게 벌리고 무릎은 구부리고 가슴과 어깨를 편 상태로 상체를 뒤로 젖힌다. 큰 말에 올라탄 모습이다. 기마자세를 하면 상체의 자세가 바로잡히며 상단전과 하단전의 거리가 길어지며 긴장 상태가 유지되어 기 순환이 잘 된다. 무릎을 약간 굽히면 무릎 연골이 보호되고 무릎 인대가 효과적으로 보강된다. 기마자세에서 무릎을 굽히는 운동도 하고 허리 돌리기 운동도 한다.

무릎 잡고 상체를 굽히는 운동도 무릎관절을 강화하는 데 효과가 있다. 재활의학과에서 하는 기계를 이용하는 방법도 효과적이다.


## 중심 강화하기

누워서 하는 모든 동작과 엎드려 하는 모든 동작은 복압을 늘리고 중심을 강화하는 데 도움이 된다. 머리와 상체, 팔과 다리를 바닥에 대지 않고 들고 해야 복압의 생성이 더 잘 된다. 누워서 하는 모든 운동은 효과가 있고 옆으로 허리가 틀어진 자세로 할 때 효과가 더 크게 나타난다.

허리나 목 부위의 척추에 통증이 온다면 체력이 떨어져 있음을 의미하고 체형의 변화가 오기 쉽다는 것을 늘 생각해야 한다. 우선 체력을 다스리고 체형의 변형이 오지 않도록 바른 자세를 유지하는 데 신경을 써야 한다. 치료를 효과적으로 하고 재발을 방지하려면 몸의 중심을 이루는 부위의 근육을 강화하여 중심이 강해져야 한다. 허리를 포함하는 배와 등의 근육을 보강하고 무엇보다 배 힘(뱃심)을 키워야 한다. 복압을 늘리라는 의미이다.

복압을 늘리려면 단전호흡을 하여 단전을 단련하고 키워야 한다. 단전을 단련하고 키우면 배 힘은 저절로 늘어난다. 복압을 키우는 것이 건강을 위한 근본 치료법이 된다. 복압을 키우고 단전을 키운다는 의미는 체력을 늘리는 것이다. 전립선 비대증, 요실금, 허리통증, 발바닥 통증, 변비 등 체력의 저하로 오는 증상들은 복압을 키우고 단전을 강화하면 치료 효과가 저절로 나타난다. 체력이 떨어지면 복압도 떨어지므로 장의 연동 운동이 제대로 이루어지지 못해 장에도 퇴행성 변화가 온다. 체력까지 떨어지므로 소화 장애와 설사와·변비가 반복된다. 복압이 떨어지면 방광의 기능도 떨어지므로 요실금이나 전립선 문제가 심각해진다.

체형의 변형을 바로잡으려면 체력을 늘리는 것이 우선이다. 체력이 떨어지면 피로감이 쉽게 오며 허리와 다리 관절도 그만큼 허약해진다. 체력을 효과적으로 늘리려면 '호호 기 순환 운동법'의 모든 동작을 수련하는 것이 빠르며 효과적이다. 목이나 허리가 아프더라도 대부분 동작의 운동은 가능하다. 온 몸의 관절을 풀고 기 순환을 잘 시킬 수 있도록 짜여 있으므로 쉽게 할 수 있는 동작부터 운동을 하면 자기도 모르게 할 수 있는 동작이 늘어난다.

## 척추 강화하기

척추의 변형을 바로잡은 운동에는 여러 가지가 있다. 서서 하든 앉아서 하든 세 단계로 하는 척추 강화 운동은 효과가 있다. 좌우 대칭을 유지하는 모든 운동은 척추를 바로잡는 효과가 있다. 특히 누어서 틀어진 자세를 유지하는 모든 운동은 척추 변형을 바로잡고 협착증을 해소시켜주는 효과가 크다. 틀어짐이 커질수록 효과가 크다. 척추를 강화하기 위하여 고안된 필라테스 운동도 효과 있다.

호식에 맞추어 운동을 하면 효과가 증폭될 것이다. 동적인 운동이든 정적인 운동이든 동작과 호식을 모두 한 박자로 할 때 호식과 근육 운동의 주기를 일치시키기가 수월해진다.

등 구르기 운동을 잘 이용하면 골반과 척추 뼈의 개별 운동이 가능해진다. 눕거나 엎드려 골반을 번갈아 드는 운동도 골반의 좌우 균형을 바로잡는 데 효과적이다. 앉아서 상체를 숙이는 운동을 할 때 상체를 숙이면서 턱으로 척추 전체를 앞으로 끌어주며 반동을 주면 척추와 골반 뼈가 풀어지며 척추의 길이를 늘여주고 또한 아랫배를 눌러 복압의 생성을 늘리면 치료 효과가 커진다. 앉아서 발을 뻗고 발가락을 잡고 상체를 숙이는 동작을 할 때 발을 앞으로 밀며 엉덩이가 바닥에서 끌려

올 정도로 상체를 끌어주면 골반 뼈가 효과적으로 풀리어 필라테스 운동이 된다. 앉아서 상체를 숙이는 모든 운동에서 숙이면서 턱으로 상체를 끌어주면 골반 뼈가 풀어진다.

목뼈를 강화하려면 누워서 하는 동작을 할 때, 머리를 드는 시간을 늘려나간다. 목에 고르게 사랑의 에너지를 받도록 몸을 한 바퀴 돌려가며 운동을 지속한다. 목을 강화할 때도 모든 척추를 함께 강화하는 운동으로 할 때 효과적이다.


## 재활치료 받기


허리나 다리에 문제가 생겨 걷기가 어려워졌다면 골반이나 척추 전체에 변화가 왔다는 의미이므로 재활의학 전문의에 의한 재활치료를 먼저 받아보는 방법이 현명한 치료 순서이다. 수술을 해야 할 경우라도 재활치료를 먼저 해서 자세를 어느 정도 안정시키고 근력을 강화한 후에 수술을 하면 재활치료 효과가 커진다. 근력이 너무 떨어진다면 수술을 해도 재활이 어렵고 기능을 제대로 하지 못할 가능성이 커진다.

무릎관절이 나빠져 인공관절로 대체 수술을 해야 될 경우에도 무릎 근력이 너무 떨어져 있다면, 수술을 받고 재활치료를 해도 재활효과가 나타나기 어렵다. 재활의학 전문의에 의한 재활치료와 함께 먼저 근력을 어느 정도 키운 후에 수술을 받아야 재활치료 효과가 나타난다.

척추질환은 가급적 수술을 받지 않고 재활치료를 하여 통증이 완화되면 운동요법으로 해결하는 것이 현명하다. 사랑의 에너지를 공급할 수 있으면 치유될 수 있다. 사랑의 에너지로 치유되지 않는 질환은 없다.

체력이 떨어지고 척추 상태가 나쁘더라도 체력을 키우고 척추를 강화하는 동작은 생각보다 많다. '호호 기 순환 운동법'으로 운동을 하다 보면 기 순환이 이루어지므로 할 수 있는 동작이 늘어난다. 여러 사람과 함께 운동을 하는 것이 좋다. 따라서 하다 보면 혼자서 할 때 하기 어려운 동작도 어느 정도 하게되어 치료 효과가 나타난다. 정 하기 어려운 동작은 하지 않고 편한 자세에서 호식만 유지하다가 다음 동작으로 넘어간다. 호식 위주의 호흡이 지속돼야 생체전기가 생성되므로 호식은 반드시 유지해야 한다.

## 손 · 발가락 강화하기

손가락이나 발가락을 포함하는 손이나 발, 팔이나 다리에 문제가 있다면 우선 손가락 발가락의 해당 경락을 마사지하고 자극을 준다. 경락이 주행하는 방향에 따라 차례대로 해당 경혈을 누르고 마사지해주면 효과가 상승된다. 기가 흐르는 방향대로 순서대로 누르고 마사지해 주는 것이 효과적이다.

상체를 운행하는 기는 손가락을 되돌아오고 하체를 운행하는 기는 발가락 끝을 되돌아온다. 손가락으로 몸을 지탱하면 상체의 기 순환이 잘 되고 발가락으로 지탱하면 하체의 기 순환이 잘 된다. 손가락 발가락으로 온 몸을 지탱하면 온 몸의 기 순환이 잘 된다. 기회 있을 때마다 손가락과 발가락을 짚는 습관을 들이면 체력 강화에 효과적이며 체력이 증가하는 만큼 손가락과 발가락도 강화된다. 텔레비전을 볼 때도 뒤로 손가락을 짚고 가슴을 내밀며 머리의 높이를 지속적으로 높이며 시청하면 효과를 볼 수 있다.

## 무릎 강화하기

누워서 하든가 뒤로 손가락 짚고 앉아 양 무릎을 번갈아 들든가 동시에 들어 바닥을 치는 운동, 뻗은 발을 마주 부딪치는 발끝치기 운동은 무릎관절을 풀어주고 변형된 다리를 바로잡는 효과가 크다. 무릎관절을 풀어주는 운동으로 먼저 양발을 벌리고 앉아 두 손으로 뻗은 다리의 무릎을 싸잡고 상하로 흔들어 바닥을 쳐주면 무릎관절이 쉽게 풀어진다.

무릎의 근력을 키우려면 기마 자세로 무릎을 굽히는 운동, 무릎 위에 손을 얹고 상체를 앞뒤로 반동을 주는 운동을 한다. 소파나 안마의자에 엉덩이를 뒤로 바짝 붙이고 앉아 양 손으로 다리를 눌러 고정하고 발끝으로 힘을 주며 힘차게 밀어 올리는 운동, 선 자세에서 한 발을 앞으로 내밀고 무릎 위 부분을 양손으로 잡고 상체를 실어 기운을 보내는 운동을 한다. 누워서 손발을 들어 호식을 한 박자로 유지하며 흔들어 준다. 정적인 자세에서 기운을 보내는 운동을 할 때는 누워서 호식하기 방법으로 한다. 한 박자로 '하아' 하고 누르고 '나아~ 앗!' 을 가능한 길게 하며 무릎을 누르며 기운을 보낸다.

## 뇌의 혈액순환 강화하기

뇌의 혈액순환을 촉진하려면 '누워서 호식하기' 동작이 가장 효과적이다. 기마자세에서 뒤로 손깍지 끼고 같은 방법으로 해도 효과가 좋다.

상단전과 하단전 사이의 거리를 극대화한 상태에서 긴장을 지속적으로 유지하며 한 박자로 '하아'를 하고 '나아~ 앗'을 길게 늘려준다. 아랫배를 불룩하게 나오게 할수록 효과적으로 복압이 생성된다.

호식을 지속하는 동안은 심장의 박동 주기와 일치하게 기 순환이 이루어지므로 호식을 길게 할수록 효과가 커진다. 또한 폐 속의 이산화탄소 배출이 완벽하게 이루어지므로 그만큼 폐와 몸이 정화된다. 한의학에서 말하는 청폐淸肺를 실현할 수 있는 운동이 된다.

좌우 뇌의 혈액순환을 촉진하려면 좌우 번갈아 가며 하는 운동을 하며 호식은 모두 한 박자로 한다. 허리돌리기 운동도 뇌의 좌우 기 순환을 촉진할 수 있는 운동이다. 허리돌리기는 가부좌 자세로 앉아서 할 때 효과가 더 크게 나타난다.

쇼크 상태에 빠지려 하거나 혼절 직전 상태에 이른 환자라도 정신을 차리게 하며 머리를 들고 상체를 숙이며 호식을 길게 반복하도록 한다. 환자를 부축하며 시범을 보이며 환자와 일치를 이루어 함께 할 때 동작을 확실하게 할 수 있다. 5~6회만 실시해도 정신이 되돌아오며 몸이 정상 상태로 되돌아온다. 치료실에서 환자에게 실행해도 효과적이다. 가부좌 상태로 파랑호흡을 할 수 있다면 효과가 증폭된다. 눕거나 앉아서 파랑호흡을 하게 하며 환자의 양 발의 발가락을 시술자가 양손으로 싸잡고 시술자도 환자의 호식 주기와 일치하게 '하!', '두!', '세!', '네!' 하며 수식數息을 함께 하며 발을 힘차게 밀어주어 환자의 발로 밀려오는 기운을 반대로 되돌아가게 하면 기혈 순환이 촉진된다. 환자에게 뻗은 발을 밀어보라 말하고 반대로 시술자가 발끝을 잡고 환자와 반대로 대항해서 밀어보면 환자의 체력이 어느 정도 있는지 가늠할 수 있다.


## 심장 강화하기


심장은 심장의 박동 능력으로만 혈액을 순환시키지 못한다. 심장을 강화하려면 근육운동과 호흡운동의 도움을 받아야 한다. 근육운동이 심장의 혈액순환을 돕는 기능을 근육펌프라 하고 호흡운동이 혈액순환을 돕는 기능을 호흡펌프라 한다.

근육을 수축하면 혈액은 심장 쪽으로 흐르고 이완하면 심장과 멀어지게 흐른다. 호식은 정맥혈 순환을 돕고 혈압을 내리는 역할을 한다. 흡식은 동맥혈 순환을 돕고 혈압을 올리는 역할을 한다.

심장이 강화되려면 근육운동과 호흡운동의 도움을 효과적으로 받아야 한다. 심장의 박동과 근육운동 주기가 일치하고 생체전기의 생성과 호흡의 주기가 일치한다. 근육의 수축과 호식의 주기와 양상을 일치시키면 근육펌프와 호흡펌프가 일치되어 생체전기의 생성과 심장의 기능이 극대화된다. 근육펌프와 호흡펌프를 일치시키고 기와 혈의 흐름을 일치시키면 심장의 부담이 경감되고 혈액순환이 촉진되어 심장이 단련되며 튼튼해진다.

온 몸을 움직이며 호식과 모든 근육과 심장 근육의 수축 주기를 일치시키면 심장이 강화되며 단련된다. 심장이 수축할 때 호식을 강하게 하여 흉강의 수축을 강화하면 호흡펌프 기능이 추가되어 심장은 힘들이지 않고 혈액을 순환시킨다. 호식을 짧고 강하게 하면 횡격막도 강하게 위로 끌려 올라오므로 복강 안의 혈액을 빨아올리는 효과가 커지므로 정맥혈 순환을 촉진한다. 이때 무릎을 굽혀 반동을 힘차게 주면 근육펌프가 추가되어 심장의 부담은 더욱 경감되고 기 순환에는 가속이 붙는다. 호식 주기에 상단전의 기가 하단전으로 내려가므로 호식을 하면서 온 몸의 기를 빠르게 내릴 수 있다면 근육펌프 기능이 추가되어 기 순환에 가속이 붙으며 심장이 단련된다.

심장을 보호하고 강화하려면 심장을 보호하는 심포경과 심장의 기능을 관장하는 심경을 자극할 수 있는 운동을 하며 사랑의 에너지를 보낸다. 심포경과 심경이 시작되는 경혈이 가운데 손가락과 새끼손가락의 손톱이 시작되는 끝마디에 위치하므로 손가락에 체중이 실리는 운동이나 손뼉을 신나게 쳐주면 기 순환 효과가 커진다.

심경과 심포경을 자극하기 위하여 무릎을 굽히며 팔을 크게 돌려 손뼉 치기 운동을 한다. 손뼉을 강하게 쳐주며 호식과 함께 소리를 짧고 강하게 할수록 심장의 단련 효과가 커진다. 손뼉을 칠 때마다 아랫배 하단전에 힘을 주든가 아랫배가 불룩해지도록 기운을 밀어 넣으면 기 순환에 가속이 붙으며 사랑의 에너지가 다량으로 공급될 수 있다.

운동과 호흡을 모두 한 박자로 하여 손뼉을 칠 때마다 '하!' '두!' '세!'로 한다. 호흡을 세 박자로 하는 경우에는 팔을 돌려 손뼉을 가볍게 쳐주며 '하아' 하고, 팔을 돌려 강하게 쳐주며 '낫!' 한다. 체력이 떨어져 있거나 어깨가 나쁜 사람은 팔을 올리고 내리는 시간적 차이가 나기 쉬우므로 호흡을 세 박자로 하는 것이 유리하다. 팔을 돌릴 때 한 번은 가볍게 치고 다음 번에는 강하게 쳐주는 방법으로 하면 손바닥이 아프지 않고 치료 효과도 늘어난다. 심장질환이 있는 사람은 호흡을 세 박자로 함이 유리하다.

가슴과 어깨를 펴고 상체를 뒤로 젖혀 상단전과 하단전간의 거리를 극대화 하고 긴장을 지속 유지하며 팔꿈치를 몸통에 붙이고 호식을 지속하며 함께 최고 속도로 손뼉을 신나게 쳐주는 방법도 좋다. 기식氣息이 지속되므로 생체전기의 생성이 극대화되며 운동 시간을 늘릴 수 있다. 손바닥을 아래로 하고 손가락을 펴 손을 힘차게 내릴 때마다 호식을 강하게 해주면 횡격막의 피스톤 역할을 도와 효과적인 기 순환을 유도할 수 있다.


## 불편한 쪽 운동 더 하기


뇌의 혈액순환을 개선하려면 뇌혈관의 발달이 덜 된 부위와 반대 측 몸의 운동을 많이 해주어야 한다. 몸의 운동을 불편한 쪽을 더 많이 해주어야 한다. 장애가 왔다면 그 부위를 조금씩이라도 자주 움직여 주어야 악화가 덜 된다. 움직여 주어야 사

172

랑의 에너지가 공급될 수 있기 때문이다. 사랑의 에너지가 공급되어야 생성으로 이어진다. 사랑의 에너지가 공급되지 못하면 공급되지 못한 부위에 활성산소가 생성되어 뇌세포나 혈관을 이루는 내피세포를 죽임으로 질병과 퇴행성 변화, 노화로 이어진다.

우리 몸은 움직이지 않으면 움직이지 않는 만큼 질환으로 이어진다. 운동을 해도 자기 스스로 해야 효과가 있다. 장애인이라도 전동휠체어보다 수동휠체어를 사용함이 유리하다. 자기가 할 수 있고 어디라도 움직일 수 있다면 움직여 주어야 사랑의 에너지를 받을 수 있기 때문이다. 움직이면 살고 움직이지 않으면 죽는다.

재활치료를 받는다고 강제로 시행되는 물리치료는 사랑의 에너를 공급받지 못해 활성산소의 생성으로 조직의 손상으로 이어지기 쉽다. 재활치료를 받을 때 긍정적으로 생각하고 마음으로 치료의 손길이 가는 대로 사랑의 에너지를 보내면 닿는대로 치료 효과가 나타난다. 정신과 기는 마음이 하라는 대로 하기 때문이다.

재활치료를 담당하는 사람은 환자로 하여금 치료받는 곳으로 마음으로 사랑의 에너지를 보내라고 주문하고 재활치료를 시작하면 더욱 효과를 볼 수 있다. 환자는 통증이 오더라도 당

연히 올 것이 온다고 생각하고 숨을 멈추거나 참지 말고 시술자의 손이 가는대로 호식을 하면서 마음으로 사랑의 에너지를 보내면 된다. 참기가 어렵다면 고래고래 소리를 질러 호식을 유지하며 사랑의 에너지를 보낸다. 시술자도 변형된 부위를 바로잡을 때 욕심을 내지 말고 조금씩 진행되도록 한다.

## 혈압이 낮은 쪽 운동 더 하기

몸에서는 혈압이 낮은 쪽의 운동을 더 많이 해주어야 한다. 그렇게 해야 뇌세포가 많이 죽은 쪽 뇌에 사랑의 에너지가 전달될 수 있기 때문이다.

근육운동을 하면 근육이 발달한다. 움직임과 함께 사랑의 에너지가 따라가기 때문이다. 사랑의 에너지가 공급되면 생성되고 공급되지 못하면 위축되어 소멸된다. 근육운동을 하면 근육이 발달하듯이 어느 부위이든 움직이게 해 사랑의 에너지의 공급을 지속적으로 늘리면 혈관도 다시 발달한다. 문제는 뇌세포는 한 번 죽으면 재생되지 않는 데 있다.

양 팔에서 혈압을 측정하여 수치가 다르게 나온다면 높은 쪽의 뇌혈관이 발달하지 못했다는 의미가 된다. 좌우 팔에서 측정한 혈압이 10mmHg 이상 차이가 나고 수축기 혈압에서 이완기 혈압을 뺀 수치를 맥압脈壓이라 하는데 맥압이 60mmHg 이상이면 혈관의 노화가 심각하다는 의미이므로 심혈관질환 전문의에 의한 특별 관리를 받아야 한다.

고혈압 등 심혈관질환이 심할수록 차이가 크게 나타난다. 수축기 혈압이 160 mmHg가 넘는다면 항상 주의해야 한다. 심장마비나 뇌졸중으로 이어지기 쉽다는 의미이다. 혈액의 응고를 방지할 수 있는 약물을 복용함이 현명하다.

여하한 경우라도 '호호 기 순환 운동법'은 심장 기능을 정상화하고 단련시킬 수 있는 운동이므로 심장질환 환자에게 가장 적합한 운동이다. 어떠한 운동도 하지 못하는 심장질환 환자에게도 운동 효과는 나타난다. 특히 관상동맥 성형술이나 우회술을 시술받은 환자에게도 적합한 운동이다. 운동을 지속해 혈압이 조절되면 맥압이 40mmHg 정도로 유지할 수 있게 된다.

사랑의 에너지는 어떠한 장애물도 통과할 수 있다. 마음과 함께 보내면 어디라도 따라간다. 질병이나 아픔은 사랑의 에너지가 부족하다는 경고이다. 사랑의 에너지로 치유되지 않는 질환은 없다. 단지 치유될 것이라는 믿음이 있어야 한다. 영혼은 창조주의 분신이므로 완전하며 노화하지 않으며 능력이 떨어지지도 않는다. 천성의 마음으로 되돌아오기만 하면 나이와 상관없이 영혼이 활동한다. 영혼이 활동하는 한 사랑의 에너지를 받을 수 있어 영혼이 육신을 지켜준다. 인간은 포기함으로써 삶을 마감하게 된다. 인간은 언제나 바른 마음과 자세로 바른 삶을 살아야 사랑의 에너지를 받는다.


## 다른 운동 병행하기


우리 몸의 척추는 목뼈 7개, 흉추 12개, 허리뼈 5개, 골반을 이루는 5개와 꼬리뼈 2개로 젊어서의 척추 뼈는 31개이다. 나이 들어가며 운동부족으로 골반을 구성하는 5개의 척추 뼈는 굳어져 하나로 되고 꼬리뼈 두 개가 하나로 되어 26개로 된다. 따라서 척추 뼈 하나하나가 움직일 수 있는 동작을 취해주면 효과적으로 허리와 골반의 변형을 바로잡을 수 있다. 상하 좌우로 척추를 움직일 수 있는 동작은 생각보다 많다. 스포츠댄스, 요가, 필라테스도 효과적이다. 특히 필라테스는 허리가 아픈 환자를 위하여 고안된 운동이므로 효과가 있다. 호식 위주의 호흡 방법만 추가하면 효과적인 운동이 될 수 있다.

연구를 하고 꾸준히 노력하면 누구나 허리나 척추를 강화하

고 변형된 체형을 바로잡을 수 있다. 모든 뼈는 7년이면 새 것
으로 대체된다. 꾸준히 노력하면 체형을 바로잡고 젊음을 되찾
을 수 있다. .

# 22

# 유산소 운동과
# 무산소 운동

운동을 하면 유산소 운동과 무산소 운동이 함께 이루어진다. 유산소 운동은 호식과 흡식을 유지하여 산소를 공급받는 운동이다. 걷기, 러닝, 등산, 사이클, 수영 등 지방을 산화시키는 운동을 말한다. 유산소 운동은 혈액순환을 촉진하고 섭취된 영양분을 산화시켜 소비함으로써 당뇨나 고혈압을 예방하는 효과를 낸다.

우리 몸에 산소가 들어오면 산소는 모든 것을 산화시키므로 무엇이든 소멸로 이어진다. 모든 물질도 산소와 결합하면 소멸로 이어진다. 우리 몸은 흡식 주기에 파괴가 일어나고 호식 주기에 생성이 이루어진다. 흡식은 파괴로 이어지는 수명을 단축하는 호흡이며, 호식은 생성으로 이어지는 수명을 연장하는 호흡이다. 호식으로 태어나서 흡식으로 생을 마감한다. 숨을 들이쉬고 내쉬지 않으면 죽는 것이다.

유산소 운동을 한다고 체력이 증가하지 않는다. 유산소 운동은 혈액순환에 도움을 주고 당뇨나 고혈압의 예방 효과를 거둔다. 운동을 할 때 경락이 열려 있으면 체력의 소모가 없고 닫혀 있으면 체력이 소모된다. 체력이 생성되려면 경락이 열려야 하고 경락이 열리려면 영혼이 활동해야 한다.

생체전기를 생산하는 발전기를 돌릴 때 경락이 열려 기를 받으면 체력이 스스로 생성되어 정기가 소모되지 않는다. 경락이 닫히면 기를 받지 못해 정기를 소모해 발전기를 돌려야 한다. 정기의 소모 여부와는 관계없이 생체전기가 공급되어야 운동이 가능하다. 발전기를 돌리지 못하면 기운이 없어 유산소 운동도 하지 못한다.

체력을 늘리려면 무산소 운동을 해야 한다. 무산소 운동이 되려면 흡식을 하지 않고 호식만 해 근육과 횡격막과 심장의 수축을 동시에 해야 가능해진다. 무산소 운동은 헬스클럽에서 하는 무거운 기구를 사용하는 운동, 예를 들면, 웨이트 트레이닝weight training, 단거리 달리기, 팔굽혀펴기, 빠른 속도로 하는 줄넘기, 테니스나 배구의 서브나 스파이크, 잠수 등이다. 무거운 역기를 든다든가, 힘차게 내리친다든가, 무거운 것을 당기든가 끌면서 기운을 쓰는 운동이다.

단, 유산소 운동이든 무산소 운동이든 뇌를 사용해 생각을 하며 운동을 하면 경락이 닫혀 체력이 소모된다. 운동에 집중하여 뇌가 의식 활동을 하지 않아야 경락이 열려 기를 받아 단전호흡이 이루어져 생체전기가 스스로 생성된다.

하지만 필요한 만큼만 생산된다. 생산되는 생체전기의 양이 소모되는 양보다 커지려면 반드시 호식 위주의 호흡을 해야 한다. 호식 위주의 호흡을 함으로써 생체전기를 생산하는 발전기의 피스톤의 가동을 심장의 박동 주기와 일치시킬 수 있기 때문이다.

근육운동을 빠르게 한다든가 큰 힘을 써야 하는 경우 현대의학의 이론을 따른다면 산소의 공급을 늘리기 위하여 흡식을 많이 해야 할 것 같지만 실제로는 흡식을 하지 않고 호식 위주의 호흡을 해야 가능해진다. 근육펌프와 호흡펌프를 일치시켜 생체전기의 생성을 극대화하는 현상인 것이다. 호식을 해야 횡격막이 수축하여 생체전기를 생산하는 발전기의 피스톤 역할을 할 수 있기 때문이다. 심장과 근육을 움직이거나 생명 현상을 유지하는 에너지는 영양분을 산화시켜 얻는 에너지가 아닌 생체전기이기 때문이다. 산소의 흡수량을 늘리는 것보다 생체전기의 생산을 늘려야 하는 것이다.

단전호흡이 폐호흡의 주기와 일치하게 이루어지면 체력의 소모량과 생산량이 일치하지만 경락이 열린 상태에서 큰 힘을 쓰지 않고 심장의 박동 주기와 일치하게 단전호흡이 이루어지면 생산량이 소모량을 초과하므로 체력이 증강된다.

**호식이 유지되는 동안은 심장의 박동과 단전호흡과 기 순환 주기가 일치한다. 이러한 현상을 기식氣息이라 한다.** 태아 때 하던 호흡이라 하여 태식胎息이라고도 한다. 현대의학은 단전호흡을 모르므로 무산소 운동을 하더라도 흡식을 한다면 기식이 되지 않는다. 우리는 습관이 되어 산소를 되도록 많이 흡수해야 한다는 생각을 하게 되어 의도적으로 흡식을 하게 되어 오히려 체력을 소모한다.

고속질주를 해야 한다거나 큰 힘을 써야 하는 위기상황을 맞으면 심장이 우선 살아남기 위하여 생체전기를 극대화해서 공급해야 하므로 누구나 단전호흡을 위주로 하는 기식을 한다. 기식이 되지 못하면 행위를 하지 못하거나 무리하여 강행한다면 심장마비로 이어지기 쉽다. 체력이 떨어진 사람은 시도조차 하지 못한다.

기식을 한다는 의미는 호흡펌프 기능을 극대화시킨다는 뜻이다. 흡식을 중단하고 호식만 지속하는 방법으로 심장박동과 단전호흡과 근육운동의 주기를 일치시킴으로써 생체전기의 생산을 극대화시키는 현상이다. 근육의 수축과 심장의 박동과 횡격막이 수축하는 호식의 주기와 양상을 모두 일치시켜 근육펌프와 호흡펌프를 일치시킴으로써 가능해진다.

체력이 약하거나 운동을 자주 하지 않는 노인은 요령을 모르면 기식을 하지 못한다. 그러나 필자가 개발한 '호호 기 순환 운동법'으로 운동을 하면 평상시의 심장 박동수를 유지하면서도 힘 들이지 않고 원하는 시간 동안 무산소 운동이 누구나 가능하다. 극기 훈련을 하지 않고도 쉽게 체력을 늘리고 심장의 기능을 극대화할 수 있다.

그러나 무조건 따라한다고 되지 않고 호식하는 방법을 옳게 해야 한다. 온 몸의 근육과 심장의 수축, 강한 호식을 동시에 같은 박자와 속도로 함으로써 근육펌프와 호흡펌프를 일치시켜 생체전기의 생산이 극대화되고 심장이 단련되어 강화된다.

# 23

# 고혈압 환자의 호흡법

혈관을 발달시키지 못한 사람은 혈관주사를 맞을 때 혈관을 찾기 어려워 고생을 하는 경우가 많다. 이들은 운동을 좋아하지 않는다. 특히나 과격한 운동은 시도조차 하지 못한다. 그러다 보니 악순환이 되풀이되어 혈관의 노화가 가속되고, 결국 수명의 단축으로 이어진다.

혈관의 노화는 모세혈관과 미세한 굵기의 동맥이 감소하며 동맥의 경화 현상으로 나타난다.

동맥에는 평활근이 있다. 평활근에 의한 수축 기능이 있어 혈액을 밀어낸다. 하지만 동맥경화가 오면 동맥의 수축과 팽창 능력이 떨어진다. 탄력이 떨어지므로 압력이 높아지면 터지기도 한다. 결국 동맥이 위축되고 막히게 된다. 초음파로 보면 혈액은 동맥이 연속적으로 수축을 함으로써 혈액이 밀려나감을 알 수 있다. 마치 막대풍선처럼 길고 가는 고무풍선에 바람을 넣으면 중간의 어느 한 부위가 부풀어 오른다. 부풀어 오른 부위를 빨리 없애려고 바람을 더 강하게 불어 넣으면 부풀어 오른 부위가 더 커지며 밀려나간다.

자율신경에 따르는 일이지만 기 순환이 중단되면 자율신경이 지배하는 영역에도 사랑의 에너지는 공급되지 못한다. 동맥도 사랑의 에너지를 받지 못하면 위축되고 가늘어지거나 막히기도 하고 굵어져 동맥류를 형성하기도 한다. 심장 자체에 산소와 영양을 공급하는 관상동맥은 물론 뇌로 들어가는 비교적 굵은 경동맥이나 다리로 가는 큰 동맥이 부분적으로 가늘어지기도 하고 막히기도 한다. 혈관의 굵기에 좌우 대칭이 되지 못하고 어느 한 쪽이 가늘어지기도 하고, 막히기도 한다. 이러한 현상이 나타나는 이유는 몸의 사용을 좌우 대칭이 되게 고르게 하지 못하고 어느 한쪽의 사용을 더 하기 때문이다.

사용한다는 의미는 사용과 함께 사랑의 에너지가 공급됨을 의미한다. 뇌도 사용하지 않으면 사랑의 에너지를 받지 못해 위축과 소멸로 이어진다. 시용을 많이 한 쪽의 혈관은 발달하고, 사용을 하지 않은 쪽의 혈관은 상대적으로 발달하지 못하고 위축된다. 기 순환이 부족하여 사랑의 에너지가 공급되지 못한 쪽 부위에서 나타난다. 활성산소가 생성되어 모세혈관이 손상되어 나타나는 현상이다. 운동을 할 때 좌우 횟수를 동일하게 하는 이유이다.

경락이 닫혀 뇌에 기 순환이 이르지 못하면 혈액순환도 정체된다. 뇌에 혈액순환이 정체되면 뇌는 산소가 부족하다고 판단하여 혈액순환을 촉진하기 위하여 일방적으로 호흡의 빈도수와 혈압을 올린다.

혈압을 올린다고 올린만큼 뇌에 혈액순환이 증가하지 않는다. 압력이 더 올라갈 뿐이다. 혈관의 노화현상 때문이다. 압력이 세지다 보면, 압력을 견디지 못하고 혈관이 부풀어 올라 동맥류를 만들거나 터지거나 막히게 된다. 뇌출혈이나 뇌경색이 오는 이유이다.

뇌의 혈액순환을 촉진하기 위해서는 동맥혈 순환을 돕는 흡식 위주의 호흡보다 정맥혈 순환을 돕는 호식 위주의 호흡이 더 유리하다. 호식 위주의 호흡을 하거나 필자의 '호호 기 순환 운동법'을 이용하면 효과가 바로 나타난다.

심장은 혈압을 올려 의도적으로 혈액을 밀어내기는 해도 빨아들이지는 못한다. 뇌의 혈액순환을 위해서는 뇌로 혈액을 밀어 넣는 것보다 혈액을 뇌로부터 빨아내는 것이 효과적이다.

흡식 위주의 호흡은 동맥혈 순환을 강화하여 혈압을 올린다. 호식 위주의 호흡은 정맥혈 순환을 강화하여 혈압을 내린다.

호식 주기에 양경락 영역의 피부의 기공과 경혈로부터 흡수된 음기는 상단전으로 들어와 양기로 바뀌어 하단전으로 내려가 단번에 생체전기가 된다. 호식이 생체전기를 생산하는 발전기의 피스톤 역할을 한다. 흡식을 할 때는 피스톤이 작동하지 못한다. 호식을 강하게 할수록 흉강을 압축하는 강도가 커짐으로써 호흡펌프 기능이 추가되어 정맥혈 순환이 촉진된다. 횡격막의 운동 폭이 커질수록 호흡펌프 기능이 커진다. 호식을 강하게 하면 횡격막이 강하게 수축하며 위로 끌려올라가므로 복압이 형성되며 복강 내 장기의 혈액을 빨아올리는 역할을 하므로 호흡펌프의 효과가 커진다.

단시간에 혈압을 내리려면 호식을 길게 하는 방법이 빠르다. 흡식을 하지 않고 호식만 길게 반복하는 호식 위주의 호흡을 하는 것이다. 호식을 길게 할수록 생체전기의 생성도 증가한다. 호식을 유지하는 동안은 심장의 박동 주기와 일치하여 생체전기가 생성되므로 뇌의 혈액순환을 위한 최상의 치료법이 된다. 호식을 길게 하면 기는 상단전과 하단전 사이를 4~5 바퀴를 도는 것이 누구에게나 가능해진다. 하지 않던 사람은 어렵겠지만 조금만 연습하면 가능해진다.

호식과 함께 하복부에 복압을 효과적으로 늘리도록 하단전으로 기운을 힘차게 밀어 넣을 때 단전호흡의 효과가 증폭된다. '누워서 호식하기'를 제대로 하면 하단전을 나온 시원한 음기가 독맥으로 밀려올라가 뇌를 식혀주므로 뇌의 혈액순환을 위하여 최상의 운동법이 된다. 머리가 아프다든가 어지러움을 느낄 때 이용하면 좋은 치료법이 된다.

고혈압이나 심혈관 질환이 있는 환자는 호흡 습관을 호식 위주로 바꾸면 근육펌프와 호흡펌프의 도움을 함께 받을 수 있어 혈압이 안정되며 심장의 기능이 개선되어 튼튼해진다. 생체전기의 생성과 심장의 기능이 극대화 될 수 있기 때문이다. 심장의 혈관 성형술로 스텐트 시술을 받았거나 우회술로 바이패스 수술을 받은 환자라도 호식 위주의 호흡을 하면 놀랄 정도로 심장이 튼튼해진다.

호식 위주의 호흡을 하려면 연습을 해야 하며 그 이유와 원리를 분명히 알고 해야 훈련도 잘 된다. 혈액순환과 당뇨 예방 차원을 위하여 체력을 소모시키지 않고 늘리려는 목적으로 걷기 운동을 하려면 흡식을 하지 않고 호식 위주의 호흡으로 호식과 근육의 수축 주기를 일치시키면 된다. 호식 위주의 호흡을 해야 생체전기를 생산하는 발전기의 피스톤이 연속으로 작동될 수 있기 때문이다.

손이나 발을 흔들어 빠른 속도로 털기 운동을 한다면 호식을 끊어서 하지 않고 "호~~오~~"하며 연속적으로 해야 한다. 근육운동과 호식, 심장이 박동하는 주기와 속도가 일치해야 숨이 차오르지 않는다.

호식만 하면 산소를 받아들일 수 없을 것이라는 걱정은 하지 않아도 된다. 호식은 흉강의 수축으로 이루어진다. 호식을 연속으로 하더라도 호식을 한 후에 흉강이 이완될 수 있어야 또 다시 수축할 수 있으므로 몸에 필요한 만큼 산소는 반드시 들어온다. 필요한 산소만 들어오고 생체전기의 생산량이 극대화되므로 활성산소의 생성이 이루어지지 않아 질병으로 이어지지 않는다. 임독자개가 되어 단전호흡이 자동으로 이루어져 흡식을 전혀 하지 않는다 해도 스스로 조절되어 필요한 양의 산소는 반드시 들어온다. 영양분을 섭취하며 살아가는 한 산소는 반드시 필요한 것이다.

단전호흡을 수련할 때는 호식과 흡식을 서서히 길게 깊게 하여 횡격막의 호흡펌프 기능을 극대화할 수 있는 복식호흡을 한다. 기의 빠른 흡수와 순환을 원한다면 정상적인 호흡을 하여 호식으로 음기를 흡수하고 흡식으로 양기를 흡수하는 것보다 호식 위주의 호흡으로 음기를 흡수하는 방법이 빠르며 수월하다. 호식을 함으로써 횡격막이 수축을 할 수 있어야 횡격막이 피스톤 역할을 한다.

　호식을 짧고 강하게 할수록 호흡펌프의 파워가 커진다. 흡식을 하지 않고 호식만 할 때 피스톤이 작동하는 속도를 높일 수 있다. 따라서 생체전기의 사용을 늘리려면 반드시 호식 위주의 호흡을 해야 한다. 또한 호식 위주의 호흡을 해야 지속 시간을 원하는 대로 늘릴 수 있다. 호식의 간격을 띄우지 않고 연속적으로 해도 피스톤의 작동이 가능하다. 피스톤 역할은 횡격막이 하지만 생체전기를 생산하는 발전기의 운영은 단전이 하기 때문이다.

# 24

## '호호 기 순환 운동법'
## 바르게 하는 방법

'호호 기 순환 운동'을 바르게 잘 하려면 〈호호 기 순환 운동법〉도서출판 도곡을 보면 자세히 나온다. 하지만 책을 보면서 운동을 하면 다음에 어느 동작을 할 것인가를 생각하며 해야 하므로 운동의 지속성이 떨어지고 경락이 닫히기 쉬워 운동 효과가 떨어진다. 여럿이 함께할 때 협력이 되어 운동 효과가 상승된다. 동영상을 보면서 즐거운 마음으로 따라하는 방법이 수월하다. 여러 번 따라서 하다보면 요령도 생기며 자세도 올바르게 되어 운동 효과를 높일 수 있다. 한 번에 모든 동작을 다 하지 않아도 되며 익숙해진 몇 가지 동작을 반복하며 운동을 해도 운동을 한 시간만큼 체력의 생성이 이루어진다.

www.youtube.com에 접속하여 '호호 기 순환 운동법'을 검색하면 동영상이 나온다. 구령과 기 순환과 심장의 박동 주기가 일치하므로 구령에 맞추어 호식을 큰 소리로 잘 따라하는 것이 요령이다.

　근육의 움직임과 구령에 의한 호식과 심장박동의 양상과 모습이 일치하지 못하면 오히려 심장에 과부하가 오므로 체력 소모로 이어진다. 근육의 수축, 호식에 따른 횡격막의 수축, 심장의 박동이라는 세 개의 현상에 박자가 일치해야 운동 효과가 나타난다. 호식을 강하게 할수록 횡격막이 생체전기를 생산하는 발전기의 피스톤 역할이 커짐을 잊지 않아야 한다. 호식이 중단되면 발전기의 피스톤의 기능도 멈추므로 생체전기의 생산도 중단되고 활성산소의 생성으로 더 큰 피해를 본다. 힘든 동작은 따라하지 않더라도 호식만 구령에 맞추어 강하게 해주면 발전기는 돌아가므로 체력은 생성된다. 호식에 맞추어 어떤 동작을 하든 일관성 있는 동작을 하면 근육을 움직임으로써 근육펌프의 도움을 받게 되므로 혈액순환이 그만큼 잘 되고 심장은 도움을 받아 기능이 개선된다.

# 25
## 건강과 젊음의 유지법

--------------------------------------------

　인간은 누구나 정신적으로나 육체적으로 건강하고 젊기를 바란다. 활기가 넘치고 만족스럽고 행복한 삶을 살기를 바란다. 이를 달성하려면 뇌와 심장과 근육의 기능이 제대로 이루어져야 한다. 뇌와 심장의 기능이 제대로 유지되려면 체력이 받쳐주어야 한다. 체력은 단전호흡으로 사랑의 에너지인 음기와 양기를 받아들여 순환시키면 생체전기가 되어 생성된다.

## 매일 건강에 투자하라

체력을 유지하고 향상시키기 위하여 우리는 매일의 삶에서 일정 시간을 할애해 건강관리에 투자해야 한다. 체력은 사랑의 에너지를 순환시킬 수 있는 능력이며, 일할 수 있는 능력이며, 생명력이며 면역력이며 적응력이다. 체력은 단전호흡으로 사랑의 에너지를 받아 경락 체계로 순환시키면 생성된다. 체력은 사랑의 에너지를 받을 수 있는 능력이며 영혼의 활동 능력이다.

시간이 남아도는 사람은 적다. 능력이 있는 사람일수록 더욱 바쁘게 산다. 그러나 하루 24시간의 삶을 어떻게 균형 잡히게 배분하느냐의 여부에 따라 삶은 크게 달라진다. 우리가 확실히 이용할 수 있는 시간은 오직 오늘이며 현재 시각뿐이다. 그러므로 현재present는 우리에게 주어진 선물present이므로 효과적으로 이용할 수 있어야 한다. 오늘 할 수 있는 일을 내일로 미루지 않는 습관을 들인다. 그대가 헛되이 보낸 오늘은 어제 죽어간 이들이 그토록 살고 싶어 하던 내일이다.

단기간에 평생의 업적을 모두 달성하려 하면 수명을 그만큼 단축해야 한다. 운동선수들이 욕심을 내어 기록 경신을 너무 하면 수명이 단축된다. 우리의 삶도 마라톤과 같다고 한다. 너무 빨리 달리려 하지 말고 삶의 균형을 유지하며 최선을 다하되 즐기며 달려야 한다.

나이 들어서도 오래도록 건강하려면 젊어서부터 노력해야 하고 반드시 하루의 삶에서 적어도 한두 시간은 건강을 위하여 우선적으로 투자해야 한다. 나이 들어서 보면 노력한 사람과 그렇지 못한 사람과는 엄청난 차이를 보인다. 부지런히 움직이며 일을 하려면 일찍부터 삶의 이유와 목적을 이해하고 영혼의 활동을 알아야 한다.

육신은 천성의 나인 영혼이 하고자 하는 일을 실현하는 도구이다. 육신에게 늘 감사하며 육신을 사랑해야 한다. 우선 나를 사랑해야 사랑을 실천할 수 있는 도구가 튼튼해진다. 육신에게도 사랑과 봉사를 해야 한다. 육신이 창조주의 뜻에 일치하는 일을 해야 사랑의 에너지를 되돌려 받는다. 사랑의 에너지를 되돌려 받으려면 영혼이 활동해 경락이 열려야 한다. 육신이 신이 나서 일을 잘 할 수 있도록 조건을 만들어 주어야 한다. 경락이 열릴 수 있는 마음가짐과 삶의 자세를 갖추어야 한다. 영혼이 활동해 양심과 이성이 작동될 수 있으면 사랑의 에너지를 무한정 받을 수 있다.

육신이라는 자동차를 잘 정비하고 기름을 치고 조이고 갈고 닦아야 언제나 잘 사용할 수 있다. 육신이라는 자동차가 평탄한 길을 가도록 운전자가 운전을 잘 해야 한다. 급가속과 급정

194

차를 하지 않고 정해진 길로 법규를 지키며 안전 운행을 해야 한다. 정기 검진도 받고 항상 정비에 소홀하지 않아야 한다.

언제나 노력한 만큼 투자한 만큼 거두어들이는 인과응보이다. 나이 들기 전에, 건강이 나빠진 연후가 아니라 건강할 때 일찍부터 건강관리를 시작할수록 좋다. 건강은 건강할 때부터 관리하고 챙기며 지켜야 한다. 체력이 떨어지면 뇌와 심장과 근육의 기능도 떨어져 개선하려는 노력조차 하지 못하게 되기 때문이다. 사랑의 에너지를 받지 못해 뇌세포가 죽으면 뇌세포는 재생되지 못한다. 뇌세포가 죽지 않도록 일찍부터 사랑의 에너지를 받는 삶을 살아야 한다.


## 진 · 선 · 미를 구하라

체력 관리를 위하여 운동만 하는 것이 아니다. 지 · 덕 · 체를 키우며 취미생활이나 여가활동도 하고 진 · 선 · 미를 느끼며 키우고 즐기는 삶을 살아야 사랑의 에너지를 받기가 수월해진다. 창조주의 몸인 인간뿐 아니라 자연과 다른 생명체를 돌보고 보살피는 일이 사랑이며 창조주의 뜻에 일치하는 일이며 인간이 해야 할 일이다. 인간은 사랑을 배우거나 배운 사랑을 실천하는 일을 하면 사랑의 에너지를 되돌려 받는다. 되돌려 받는 사랑의 에너지라야 건강과 젊음과, 기쁨과 행복을 누린다.

우리는 인성의 삶을 즐겁게 살아가는 것도 중요하지만 삶의 목적을 달성하기 위하여 천성의 삶을 살아야 한다. 언젠가는 죽어야 하고 영계로 되돌아가면 사랑의 실적을 평가받아야 하기 때문이다. 인간은 완성되어가는 작품이다. 평생 동안 원하는 사람으로 모양을 만들게 된다. 자기가 기대하고 믿는 것만큼 이루어지므로 삶의 목표를 높게 잡는 것이 좋다.

지극히 작은 일에도 진실한 마음으로 최선을 다하는 행복한 사람이 되도록 노력한다. 행복의 씨앗을 먼저 뿌리도록 습관화한다. 서로 돕고 나누고 베풀며 살아야 한다. 다른 사람에게 행복을 선사한 만큼 나의 행복이 되고 삶의 실적이 된다. 자비를 베풀어 공덕을 쌓아야 한다. 가장 큰 행복은 사랑을 실천하여 사랑의 에너지를 되돌려 받음으로써 영혼의 양기의 순도를 높여 영혼이 다시 태어나지 않는 것이다. 사랑의 실적이 부진하면 오랜 세월 어렵게 기다리고 간구하여 다시 태어나 인생을 재수해야 한다. 삶의 목적을 일찍부터 깨닫고 천성의 삶을 살아가 사랑의 실적이 커질 수 있을 때 기쁨과 행복을 누리며 창조주와 한 몸을 이루어 영생을 얻는다. 작은 행복이 큰 행복으로 성장한다.

## 매사에 집중하라

매사에 집중을 잘 하는 습관을 들여야 한다. 마음과 정신과 몸을 하단전에 집중하여 일체가 되게 하는 것이다. 집중을 하면 경락이 열린다. 놀 때는 놀이에 집중하고 일할 때는 일에 집중해야 한다. 먹을 때는 먹는 것에 집중하고, 공부할 때는 공부에 집중해야 한다. 다른 생각을 하고 뇌가 의식 활동을 하면 경락이 닫힌다. 요령을 피우지 않고 성실하고 순진함을 유지하며 우직한 삶을 살아간다. 진실한 마음으로 진생眞生을 살아가며 무위無爲의 삶을 사는 것이 가장 잘 사는 삶이다.

음식을 먹든 일을 하든 욕심은 80%만 채우는 습관을 들이는 것이 좋다. 욕심이 커질수록 부작용이 크게 나타난다. 모든 일을 함에서도 성과의 80%에서 만족할 수 있는 습관을 들이는 것이 좋다. 음양오행에 따르면 자연에 존재할 수 있는 선과 악도 순수함에서 6/785.7%을 초과하지 못한다. 80%만 달성해도 성과는 큰 것이다. 성공률을 그 이상 높이려면 실적에 비하여 너무 많은 에너지를 소모해야 하기 때문이다. 그만한 노력으로 다른 일을 한다면 사랑의 실적은 더 크게 나타날 것이다.

## 근육운동을 하라

육신의 건강을 유지하기 위하여 근육운동은 반드시 필요하다. 그러나 운동을 하더라도 기의 순환에 도움을 주는 운동을 함이 현명하다. 경락과 경혈이 기능을 제대로 할 수 있도록 관절이 굳어지지 않게 몸의 유연성을 유지해야 한다. 효과적으로 기를 축적하려면 기의 소모를 적게 하고 힘들이지 않고 하는 기 순환 운동이 효과적이다.

힘을 들이고 하는 운동은 특정 부위를 강화할 수 있지만 운동을 하면서 숨을 멈추기 쉬워 심장에 과도한 부담을 주기 쉽다. 체력은 하단전에 저장되며 근육에 저장되지 않는다. 근육은 사랑의 에너지를 소모하는 기관이므로 필요한 만큼 키워야 한다. 불필요한 근육을 키울 때 유지비만 많이 들고 실속이 없다. 마음의 단련이 없이 몸과 정신만 단련되면 자기중심적이고 기고만장해지기 쉬워 경락이 닫히는 삶을 살기 쉽다. 근육질의 사람은 생체전기의 소모량도 커지므로 경락이 닫힐 때 심장마비의 가능성이 커진다. 경락이 닫히면 체력의 소모도 그만큼 과중하게 이루어지기 때문이다. 기 순환 운동을 하면 근육은 필요한 만큼 저절로 생성된다.

## 호식을 유지하라

기의 흡수와 순환 능력을 키우고 유지하려면 무엇보다 호흡을 잘 유지해야 한다. 기의 순환과 호흡의 주기가 일치하기 때문이다. 기를 효율적으로 받아들이려면 횡격막의 운동 폭을 가급적 크게 유지하는 호흡을 해야 한다. 복식호흡을 하라는 의미이다. 마음을 하단전에 머물게 해 낮추면 마음이 머무는 곳으로 기가 따라가므로 기를 축적하게 된다.

인간의 몸에서 체력이 저장되는 곳은 하단전뿐이다. 그러므로 하단전에 마음을 머물게 하면 마음이 머문 곳으로 기는 모이게 된다. 마음을 하단전에 머물게 하며 횡격막의 운동 폭이 최대가 되도록 호흡을 천천히 길고 깊게 하면 단전호흡이 이루어지고 기의 흡수와 순환이 순조로워지므로 몸과 마음은 저절로 안정된다. 저절로 품위 있는 행동을 하게 된다. 단전호흡을 배워 호흡을 평소에 습관화하면 더욱 좋다.

단전호흡을 수련하는 수련장은 새벽부터 밤까지 하므로 적절한 시간을 이용해 수련법을 몇 개월만 배워 익숙해지면 언제라도 혼자서 평생 수련을 지속할 수 있다. 단전호흡을 지속하는 한 건강은 걱정하지 않아도 된다. 기의 순환 능력이 유지되기 때문이다. 단전호흡과 기 순환은 체력을 생산하는 과정이다. 단전호흡 수련 자체가 마음을 비워 경락을 열고 기의 순환 능력을 키우는 수련이므로 몸과 마음과 정신을 함께 수련하는 수련법이다. 하늘의 뜻에 순응하고, 천성의 삶에서 벗어나지 않는 선해지는 수련이다.


## 매일 온몸의 관절을 움직이라

하루도 거르지 않고 조금씩이라도 온 몸의 관절을 움직여 주어야 한다. 관절이 굳어지는 현상이 노화라고 생각하면 된다. 특히 척추 관절이 중요하다. 등이 구부러지지 않고 가슴과 어깨가 쪼그라들지 않도록 늘 가슴을 펴고 키를 늘이며 바른 자세를 유지하도록 신경을 쓰고 노력해야 한다.

모든 관절을 고루 움직여주도록 일을 하든가 이에 상응하는 적당한 운동을 해야 한다. 단순한 맨손체조나 줄넘기나 곤봉체조라도 상관없다. 가벼운 아령을 갖고 하는 운동도 좋다. 힘이 들어가지 않는 운동일수록 체력의 소모로 이어지지 않는다. 언제나 신경 쓸 것은 온 몸의 모든 관절 주위에 분포하는 경혈을 보호하고 건강하게 보존한다는 생각을 하고 골고루 움직여주는 것이다.

특히 등과 척추 관절이 굳어지지 않도록 이에 대한 운동법을 배워 실행함이 효과적이다. 척추는 몸을 유지하는 대들보 역할을 하므로 척추를 곧바르게 유지해 자세가 곧바르면 나이 들어도 건강이 유지된다. 기혈 순환을 잘 시킬 수 있는 운동법을 배워 이용하는 것이 효율적이다. 누구나 쉽게 어디서나 할 수 있는 호식 위주의 동적인 단전호흡인 '호호 기 순환 운동법'은 체력을 키우는 방법으로 효율적이므로 이용하는 것도 한 방법이다.

## 육장육부의 건강을 챙기라

육장육부의 건강을 유지하려면 일을 해 얻는 사랑의 피드백을 받아야 한다. 육장육부를 관장하는 12경맥의 영역이 구분되어 있어 해당 부위를 자극받아야 육장육부의 건강도 유지된다. 기를 흡수하는 경혈의 위치가 손과 발의 끝부분 관절로 갈수록 기를 흡수하도록 자극하는 효과가 커지므로 가급적 손과 발을 이용해 힘든 일을 많이 해야 한다. 일할 수 없으면 이에 버금가는 운동이라도 해야 한다.

사랑의 에너지는 상체에서 30%가 운영되고 하체에서 70%

가 운영된다. 상체에서 운영되는 기는 손가락을 되돌아오고 하체에서 운영되는 기는 발가락을 되돌아온다. 상체의 운동보다 하체의 운동이 근육펌프의 효과가 크므로 효과적이다. 건강 유지를 위하여 걷는 운동이 가장 효과적이다. 영양분을 태워 없애려면 상체의 운동보다 하체의 운동이 효과적이다. 심장과 먼 부위를 움직일수록, 심장과 멀리 떨어지게 움직일수록 기혈순환 효과가 커진다.

## 치아 관리도 건강관리 항목 중 하나

어릴 때부터 치아의 관리를 잘 해야 한다. 우리나라 사람들은 대부분 아파야 치과에 간다. 예방이 아니라 망가진 후 치료에만 의존한다는 의미이다. 노인이 되어도 치아가 건강한 사람은 건강이 유지된다. 오복 중 하나라고 말할 정도이다.

씹는 기능이 정신과 육체에 지대한 영향을 준다. 나이들수록 먹는 즐거움의 비중이 커진다. 씹는 동작은 심장의 박동 주기와 일치하게 이루어진다. 야구 선수들이 껌을 씹는 행위는 준비 운동 효과를 낸다.

우리나라 사람들은 치아 관리를 잘 하지 못해 치아가 서로 접촉되는 교합咬合 관계가 너무 일찍 무너지는 사람이 많다. 멀쩡하던 앞니가 벌어지거나 뻐드러지거나 겹쳐지기 시작하면 교합이 무너지고 있다는 증조이다. 교합이 무너지면 악골顎骨과 두개골의 균형에 문제가 생기고 척추 전체의 균형에 영향을 준다.

치열이나 교합의 변형, 부적절한 보철물은 척추의 변형 못지 않게 기 순환과 건강에 영향을 준다. 구강 내에 금속 등 이물질이 들어가면 붕괴되면서 금속이온이나 나쁜 성분을 배출하고 촉매작용을 하므로 생리에 영향을 준다. 인조 목걸이에 부작용이 있는 사람에서 금속에 대한 부작용이 크게 나타난다. 물리적 자극으로 염증이 생겨 세균을 증식시켜 몸에 영향을 준다. 정기적인 치주 치료를 유지하는 것이 좋다. 육신의 건강을 위하여 치아 하나하나의 건강을 유지함은 노후에 효자 아들 두는 것보다 낫다. 자기 치아를 오래 건강하게 보존하도록 일찍부터 주기적인 검사와 치료를 게을리 하지 않는다.


**모든 활동의 조화를 이루라**


경락을 열기 위한 천성의 마음 유지, 경혈 관리를 위한 관절의 유연성 유지, 단전호흡을 위한 흉곽과 횡격막의 운동 폭 유지 즉 호흡의 유지, 육장육부의 건강을 위하여 받는 사랑의 피드백 유지라는 4가지 중 어느 하나라도 장기간 결여되면 자기도 모르는 사이에 뇌와 심혈관에 질환을 일으키고 노화 현상이 나타난다.

인간은 사랑의 실적을 올리기 위하여 태어나므로 천성의 삶을 살아가면 건강하고 수명을 연장할 수 있다. 건강과 젊음, 기쁨과 행복은 천성의 삶을 살아갈 때 창조주가 주는 대가이며 보상이며 선물이며 은총이다. 천성의 삶을 살아가도록 노력하면 그만큼 건강과 수명은 연장된다. 양심과 이성이 하라는 대로 일을 열심히 하며 살아가면 된다.

마음을 비우고 천성인 참 나의 마음으로 감사하며 살아갈 때 건강과 젊음, 기쁨과 행복은 우리를 떠나지 않는다. 일을 하여 되돌려 받는 사랑의 에너지의 양이 많아질수록 건강과 젊음, 기쁨과 행복을 누리고 영혼은 양기의 순도가 높아진다.

단전호흡을 모르더라도 바른 마음과 자세로 긍정적으로 생각하고, 몸과 마음과 정신을 하나로 집중하며 열심히 삼매경에 빠져 일하며 살아갈 때 사랑의 에너지를 쉽게 받는다. 기의 순환은 저절로 이루어져 단전호흡의 생활이 유지되어 바른 삶이 된다. 남의 일도 내 일처럼 정성을 들여 최선을 다해 일을 할 때 사랑의 에너지를 효과적으로 받는다. 다른 사람에게 베풀고 나눈 만큼 사랑의 에너지를 되돌려 받아 영혼은 양기의 순도가 높아져 영생을 얻는다. 다른 사람에게 행복을 제공한 만큼 나의 행복으로 되돌아오고 삶의 실적이 된다.

인간은 지·덕·체를 키우고, 인간뿐 아니라 자연과 다른 생명체를 보살피며, 사랑하며, 진·선·미를 즐기며 살아야 한다. 자연과 벗 삼으며 반려동물과 함께하는 삶도 행복을 누릴 수 있다. 언제나 바른 마음과 자세로 바른 삶을 살도록 노력한다. 키를 늘여 하늘과 가까운 자세를 유지하여 걸음걸이가 팔자걸음이 되지 않고, 등이 굽지 않고 어깨가 쪼그라들지 않으면 장수한다. 흐트러지지 않고 창조주의 뜻에 일치하는 일관된 삶을 살아갈 때 건강과 행복은 우리를 떠나지 않는다. 포기하지 않고 도전하면 영혼은 육신을 지켜준다.

# 26

## 정·기·신의
## 통일과 깨달음

인간은 몸과 정신과 마음으로 이루어진다. 건강하고 장수하려면 몸과 정신과 마음을 모두 단련하고 수련해야 한다. 이를 양생법養生法이라 하여 오래 전부터 많은 방법이 알려지고 있다.

몸과 정신을 단련하는 방법이 각종 스포츠이며 운동법이며 무술武術이다. 몸을 단련하면 체력도 좋아지고 정신력도 강해지므로 각종 스포츠와 무술 연마법이 개발된 것이다. 몸과 정신을 수양하고 단련하여 경지에 오르면 도의 경지에 오를 수도 있다.

그러나 몸과 정신을 위주로 단련하면 마음의 단련이 부족해

완벽한 인간이 되기 어렵다. 마음의 수련이 부족한 상태에서 강한 정신과 체력을 갖게 되면 자만심이 강해지고 자기중심적이며 기고만장해지기 쉽다. 마음의 수련이 따라주지 않으면 완전한 인간이 되기 어려우며 도를 통하기도 어렵다.

도道란 우주 만물이 생성하고 소멸하며 변화하는 원리를 말한다. 결국 자연법칙이며 우주의 생성과 소멸의 원리에 이르는 길이다. 도가 트인다는 의미는 우주 만물의 생성과 소멸의 원리를 알게 된다는 의미이다. 도가 트이면 신통神通하게 되는데 창조주의 마음과 통한다는 의미이다. 창조주의 뜻에 일치하는 마음상태라면 사랑의 에너지를 받아 생성으로 이어지기 때문이다.

인간의 생로병사는 영혼의 활동에 의해 받아들이는 사랑의 에너지를 통하여 이루어진다. 사랑의 에너지를 받으면 생성되고 받지 못하면 소멸된다. 인간의 몸에서 순환되는 사랑의 에너지가 다니는 길이 경락經絡이다. 따라서 인간이 도가 트이면 경락을 스스로 열 수 있어 사랑의 에너지를 마음대로 운용할 수 있다.

인간 생활에서 도란 사람의 바른길 즉 본성本姓을 실현하는 것이다. 하늘이 명하는 대로 하늘마음으로 자연의 섭리에 따라 사는 것이 사람의 도리道理이며 진생眞生이라 한다. 창조주의 뜻에 일치하는 일을 하며 살아가는 것이다. 하늘은 인간이 믿고 따라야 할 정도正道요 순리順理이다. 인간이 영혼을 소유한 창조주의 분신이기 때문이다.

아무리 인류 문명이 발달해도 인간은 절대자인 하늘의 섭리를 거역할 수는 없는 것이다. 하늘의 뜻에 따르는 사람은 살고, 하늘의 뜻에 거역하는 자는 망한다고 했다. 하늘에 죄를 지으면 빌 곳이 없다. 작은 행복에도 늘 감사하고 자기의 처지를 하늘의 섭리로 받아들여 만족할 줄 알면 삶이 즐거울 것이요 욕심에 집착하면 늘 근심 걱정에서 헤어날 수 없는 것이다. 우리의 마음가짐에 따라서 이 세상이 천국이 될 수도 있고 지옥이 될 수도 있는 것이다.

사람의 본성은 하늘이 명하는 천명天命이다. 천명은 자연의 섭리이며 창조주의 미션이다. 인간은 창조주의 뜻을 이루기 위한 도구이며 창조주는 이를 실현하기 위하여 영혼에게 양심良心과 이성理性을 부여했다. 영혼이 양심과 이성을 소유함으로써 어떤 일을 어떻게 해야 하는가를 안다. 해야 할 일과 하지 말아야 할 일을 구별한다. 해야 할 일은 창조주의 뜻에 일치하는 일이며 하지 말아야 하는 일은 창조주의 뜻에 일치하지 않는 일이다. 영혼이 활동하지 않으면 양심과 이성이 작동하지 못한다.

인간은 인성의 마음이 작동되면 천성의 마음이 작동되지 않고, 천성의 마음이 작동되면 인성의 마음이 작동되지 않는다. 인성의 마음은 뇌가 주관하고 총괄하며 천성의 마음은 영혼이 주관하고 총괄한다. 인성의 마음은 욕심이며 천성의 마음은 양심이다. 욕심이 발동하면 양심이 발동하지 못하고 양심이 발동하면 욕심이 발동하지 못한다. 사랑의 에너지는 영혼이 활동해야 경락이 열려 우리 몸으로 들어오고 순환되면 체력이 된다.

인간은 영혼이 소유한 양심과 이성이 하라는 대로 살아가면 사랑의 에너지를 원하는 대로 받는다. 영혼은 창조주의 분신이므로 사랑의 에너지 운용을 마음대로 할 수 있다. 사랑의 에너지를 받아야 건강과 젊음이 유지되고 기쁨과 행복을 누린다. 뿐만 아니라 사랑의 실적을 얻어 사랑의 에너지를 되돌려 받아야 부귀영화로 이어진다.

인간이 창조주의 몸인 인간뿐 아니라 자연과 모든 생명체를 보살피고 돌보는 일이 사랑이며 창조주의 뜻에 일치하는 일이며 인간이 해야 할 일이다. 인간은 사랑을 배우거나 배운 사랑을 실천하는 일을 해야 영혼이 활동해 경락이 열리고 사랑의 에너지를 되돌려 받는다. 창조주의 뜻에 일치하는 일을 해야 영혼이 활동할 수 있어 사랑의 에너지를 되돌려 받는다. 되돌려 받는 사랑의 에너지라야 기쁨과 행복을 누리고 영혼은 자라고 성숙해 양기의 순도를 높인다. 영혼은 양기의 순도 차원이 창조주에 가까워질수록 깨달음이 깊어지고 인격을 닦아 영생을 누린다.

도를 통하고 깨달음을 얻는다 함은 사랑의 에너지를 되돌려받아 양기의 순도가 높아져 인성의 마음이 천성의 마음으로 닦여 참나眞我를 아는 것이다. 진아眞我를 알아 진생眞生을 살아가면 영생을 누린다. 도를 통하려면 정·기·신이 일체가 되어야 한다. 창조주는 정·기·신이 일체이며 하나이기 때문이다. 정·기·신의 일체화는 기 순환으로 이루어진다. 기가 정·기·신을 이어주는 끈 역할을 하기 때문이다. 기가 순환되지 못하면 정·기·신의 끈이 풀어져 해체되어 소멸로 이어진다. 지속적으로 정·기·신이 일체가 되려면 몸과 정신과 마음이 일체가 되어야 하고 이에 호흡이 따라서 일체가 될 수 있어야 한다. 평상시에도 마음과 정신과 몸을 하단전에 집중하면 영혼이 활동해 기 순환이 이루어진다. 반드시 기 순환의 중심이며 몸의 중심인 하단전으로 집중해야 한다. 인간은 마음과 정신과 몸을 하나로 집중하면 뇌의 의식 활동이 중단되며 무의식 상태가 되어 사랑의 에너지를 받는다.

인간이 하는 일의 분야와는 상관없이 깨달음은 일치한다. 철

학이나 종교, 문학, 과학을 연구하여 앎의 깊이가 깊어지면 깊어진 만큼 해당 분야에 깨달음이 온다. 마음으로 한 연구보다 땀 흘려 하는 일이 성공으로 이어질 때 깨달음이 온다. 오지에서 농사를 지으며 순박하게 살아가는 노인의 깨달음이 학문을 하는 사람들의 깨달음보다 높은 경우는 얼마든지 있다. 세파에 시달리며 파란만장한 삶을 살아가도 누구나 나름대로 삶에 대한 깨달음을 얻는다.

우주 만물이 사랑의 에너지라는 동일한 소재로 구성되므로 깨달음은 사랑의 에너지의 운행 원리를 알게 되는 것이기 때문이다. 사랑의 에너지를 운행하는 원리인 사랑의 법칙, 자연법칙, 인과법칙을 알게 되는 것이다. 따라서 되돌려 받는 사랑의 에너지에 상응하는 깨달음을 얻는다. 깨달음의 수준이 일정 수준이 되어야 영생으로 이어진다.

사랑의 에너지를 되돌려 받을 수 있는 능력도 체력이다. 체력을 키워 일을 하면 일을 할 때 소모된 체력에 상응하는 사랑의 에너지를 되돌려 받는다. 몸은 사랑의 에너지로 움직인다. 사랑의 에너지는 마음을 따라간다. 몸은 마음이 하라는 대로 하므로 마음의 노예이다. 정신은 기이며 영혼의 명령을 받고 마음의 지배를 받는다. 마음은 정신과 함께 몸을 마음대로 넘나들지만 몸은 마음을 따라가지 못한다. 육신은 마음의 노예이 므로 마음의 단련이 우선이다. 정·기·신을 일치시키려면 몸 과 정신과 마음을 하단전에 집중하는 훈련을 하여 하나로 응결 시켜야 한다. 정·기·신의 응결체가 단丹이며 귀중하므로 금 단金丹이라 한다.

마음을 닦고 단련하는 수행이 명상과 참선이다. 명상에는 호 흡이 따르게 되므로 명상 호흡이라고 한다. 명상을 하는 방법 은 동양과 서양이 다르지만 도달하는 경지는 동일하다. 마음이 안정된 정심靜心, 定心의 상태에서 하단전에 의념意念, 생각, 인성 의 마음을 집중시켜 무념무상無念無想의 상태 즉 무의식 상태로 들어가는 과정이다. 유상삼매有相三昧와 무상삼매無相三昧로 들 어간다. 뇌가 의식 활동을 하지 않는 무의식 상태가 되어야 영 혼이 활동해 경락이 열리기 때문이다.

박희선 박사에 의하면 무념무상이나 명상을 할 때의 뇌의 주 파수는 8~9hz로 알파파 중 슬로알파slow alpha라 한다. 평상 시의 뇌파는 14~30hz이므로 인성의 마음의 주파수라 할 수 있다. 집중력이 최고조에 달하고 스트레스를 해소하는 상태의 뇌파는 9~11hz인 미드알파mid alpha 이므로 천성의 마음의 주 파수라 할 수 있다. 단전호흡이 이루어질 때의 뇌의 주파수는 슬로알파와 미드알파인 것이다.

인성의 마음에서 벗어남이 유상삼매이며 비파사나vipassana 수행이라 한다. 천성의 마음으로 들어가는 것이 무상삼매 경지로 사마타shamata 수행이다. 모두 마음을 비우는 과정이다. 마음은 비우면 비울수록 경락이 열리므로 사랑의 에너지로 채워진다. 내려놓는 데서 인생의 완성이 이루어진다. 몸과 마음이 비워지고 정화되어야 저항이 감소되어 기와 혈액의 순환 능력이 증가한다.

마음과 호흡을 수련해 경지에 오르면 도를 통하게 된다. 마음과 기를 하단전으로 내려 머물게 하면 생체전기가 되고 체력이 된다. 사람마다 체력이 다르듯이 도를 통하고 깨달음을 얻는 경지에도 깊이와 크기가 다르고 끝이 없다. 되돌려 받는 사랑의 에너지에 상응하는 깨달음을 얻을 수 있기 때문이다. 반드시 일을 한 만큼 결실을 얻는다.

깨달음은 특정한 사람의 전유물이 아니다. 누구나 사랑을 실천하는 일을 한 실적만큼 깨달음을 얻는다. 인간은 누구나 살아가면서 나름대로 깨달음을 얻는다. 학문을 연구해도 나름대로 깨달음을 얻고 농사를 짓거나 노동을 하며 살아가도 나름대로 삶에 대한 깨달음을 얻는다. 사업을 해도 봉사를 해도 깨달음을 얻는다. 파란만장한 삶을 살아가도 나름대로 깨달음을 얻는다.

부모가 결합하면 영혼靈魂을 얻고 태중에서 자라며 부모의 정기精氣를 받아 생혼生魂으로 태어나 사랑의 실적을 얻고 깨달음을 얻어 각혼覺魂의 몸으로 하늘나라로 가는 것이 인생이다. 사랑을 실천한 실적만큼 깨달음을 얻는다. 깨달음이란 사랑의 법칙, 자연법칙, 인과법칙을 알게 되는 정도이다. 모두 창조주가 우주 만물의 생성과 소멸을 주관하는 원리이다. 결국 인생이란 인성의 마음을 천성의 마음으로 닦는 과정이다. 천성의 마음을 아는 정도가 깨달음으로 나타난다. 깨달음이 깊을수록 참나眞我를 알게 되어 영생을 누린다.

인도를 중심으로 불교국가인 스리랑카, 티베트 등에 명상호흡이나 참선을 통하여 깨달음을 얻고 도를 통한 사람이 많다. 불교의 관심법觀心法은 마음을 거울같이 닦는 것이다.

동양에서는 선도仙道라 하여 몸과 정신과 마음과 함께 호흡을 수련하여 도를 통한 사람을 도인道人, 진인眞人, 신선神仙이라 했다. 도를 통하는 원리는 단전호흡으로 사랑의 에너지인 기를 무한히 받아들여 순환 능력을 키움으로써 양기의 순도를 높이고 마음을 천성의 마음으로 닦는 것이다. 기 순환 능력을 키운 만큼 사랑의 에너지를 되돌려 받고 마음이 닦일 수 있기 때문이다.

도를 통한다고 기적을 발휘하고 남이 하지 못하는 일을 할 수 있는 것이 아니다. 바른 마음과 자세로 바른 삶을 살아가게 된다. 하늘마음으로 하늘의 뜻에 따라 살아갈 수 있게 된다. 천성의 마음을 알아 신아神我로서 진생眞生을 살아가는 것이다. 자연법칙에 따르며 하늘의 뜻을 따르며 순리대로 살아가는 것이다. 진생을 실현하면 사랑자비과 검소와 겸손은 항상 따라다닌다. 사랑과 검소와 겸손으로 하늘의 뜻에 따라 평범하게 무위無爲로 살아가는 것이 참다운 인생이며 진생眞生이다.

인간뿐 아니라 우주만물과 창조주도 몸精과 정신氣과 마음神으로 이루어진다. 창조주는 순수하므로 몸과 정신과 마음이 일체로 하나이다. 정精·기氣·신神이 일체이다. 신神은 마음을 의미하지만 순수한 마음으로 하늘마음이며 창조주의 마음이며 천성의 마음이다. 인간은 인성과 천성의 마음과 정신을 소유하므로 천성의 마음상태에 도달하기 어려워 창조주의 분신이지만 정·기·신이 일치하는 경지에 도달하기 어렵다. 도를 닦는다는 의미는 정·기·신을 일치시키기 위하여 조신, 조식, 조심을 일치시키는 수련이다. 일치를 이루려면 몸과 정신과 마음과 호흡이 일치할 수 있어야 한다.

근육 운동과 심장의 박동 주기는 누구나 일치시킬 수 있다. 그러나 호흡과 심장의 박동 주기를 일치시키기 어렵다. 평상시의 정상 성인의 분당 호흡수는 12~24회이며 심장 박동은 60~100회로 크게 차이가 나기 때문이다. 정·기·신을 일치시키려면 단전호흡과 폐호흡과 심장 박동의 주기가 모두 일치해야 가능해진다. 폐호흡의 주기와 일치하던 단전호흡의 주기를 심장의 박동과 일치시키면 된다. 단전호흡 수련의 경지가 깊어져 임맥과 독맥이 개통되는 임독자개任督自開가 되면 단전호흡이 스스로 이루어져 가능해진다. 흉곽의 팽창이나 수축이 없어도 단전이 사랑의 에너지를 스스로 빨아들인다. 단전호흡과 심장의 박동 주기가 스스로 일치하게 된다. 이렇게 단전호흡이 스스로 이루어지는 현상을 기식氣息이라 한다. 태중에서 하던 호흡이므로 태식胎息이라 하며 선천호흡이라 한다.

단전호흡이 자동으로 이루어지면 단전호흡과 심장의 박동 주기가 언제나 일치한다. 체력의 생산 주기가 심장의 박동 주기와 일치해진다. 그러나 단전호흡을 수련하지 않은 누구라도 호식 위주의 호흡을 하여 호식의 주기와 근육이 수축하는 주기와 양상을 일치시키면 가능해진다. 바로 '호호 기 순환 운동법'이다. 근육펌프와 호흡펌프를 일치시켜 체력의 생산을 극대화하는 운동이다. 정·기·신을 일치시키면 마음이 순화되어 천성의 마음이 되므로 경락이 열리고 사랑의 에너지를 무한정 받아들여 인성의 마음이 순화되어 천성의 마음이 될 수 있어 깨달음으로 이어진다.

　보통 사람은 호흡과 심장의 박동 주기를 일치시키지 못하므로 어려운 것이다. 짧은 시간 동안 일치시키기는 쉬워도 24시간 내내 유지한다는 것은 불가능하다. 잠을 자야 하므로 보통 사람은 불가능하다. 잠을 자는 동안은 폐호흡이 이루어지기 때문이다. 하지만 도를 통한 사람은 언제나 가능하다. 도를 통한 스님들은 장좌불와長座不臥라 하여 몇 년을 눕지 않고 앉아서 수련하기도 한다. 몸과 마음을 완전히 비웠기에 가능한 것이다.

　인간은 몰두하여 무의식의 능력 단계로 들어가면 경락이 열려 영혼이 활동하므로 신神의 경지에도 도달할 수 있다. 신神이란 의미는 마음을 의미하지만 인성의 마음이 아닌 천성의 마음이다. 신통神通하면 천성의 마음인 창조주의 마음을 알게 되어 참 나眞我를 알게 되므로 깨달음이 온다.

　하루에 한 시간 씩 몰두한다면 일만 시간이 되려면 27.4년이 걸린다. 두 시간 씩 한다면 13.7년이 걸린다. 세 시간씩 한다면 9.13년이 걸려 십년공부라고 말한다. 어느 분야이든 십 년만

열심히 하면 꿈은 이루어진다. 꿈은 땀을 흘리며 몸으로 이루어야 한다. 머리로 이루려는 꿈은 이루기 어렵다. 따라서 성공하는 사람도 일 만분의 일이라 한다. 열 시간씩 한다면 2.74년이 걸린다. 24시간 몰두하면 416.7일이 걸린다. 몰두하면 할수록 빨리 이루어진다는 의미이다. 실패를 디딤돌로 삼아야 성공으로 올라간다.

명상호흡으로 도를 깨우치면 호흡과 심장 박동 주기가 일치해진다. 단전호흡 수련으로 경지에 올라 단전호흡이 스스로 이루어지면 호흡과 심장의 박동 주기가 일치한다. 결국 심장의 박동 주기와 호흡의 주기를 일치시키는 것이 어려운 것이다. 그러나 흡식은 하지 않고 호식 위주의 호흡을 하여 호식과 단전호흡의 주기를 일치시키면 누구나 가능해진다. 호식과 근육이 수축하는 주기와 양상을 일치시키면 가능해진다. 산소는 모든 물질을 산화시켜 소멸시킨다. 결국 산소를 최소로 받아들이고 살아갈 수 있는 시간을 늘리면 도가 트인다. 호식 위주의 호흡으로 폐를 완전히 정화할 수 있는 청폐淸肺운동이다.

폐호흡과 혈액순환은 육신의 관리유지를 위한 음기의 순환이다. 단전호흡과 기 순환은 영혼의 활동을 위한 사랑의 에너지의 순환이며 양기의 순환이다. 보통 사람은 단전호흡과 폐호

218

흡의 주기가 일치하지만 단전호흡과 심장의 박동 주기가 일치하는 기식을 하면 양기의 순환 능력이 극대화된다. 양기의 순환이 극대화되므로 영혼의 양기의 순도를 효과적으로 높일 수 있다. 기의 순환 능력을 키울수록 되돌려 받는 사랑의 에너지 양도 커질 수 있다. 되돌려 받는 사랑의 에너지라야 영혼이 자라고 양기의 순도를 높인다.

도道란 사랑의 에너지인 기가 통하는 길이므로 몸에서는 경락이다. 도통道通은 기가 통하는 길을 알고 통하게 하는 것이므로 임독자개를 의미한다. 사랑의 에너지인 음기와 양기가 상단전과 하단전을 한 바퀴 도는 현상을 주천周天이라 한다. 음기나 양기가 한 번 주천되면 진기眞氣가 되고, 진기가 한 번 더 주천되면 선천기先天炁가 되고, 선천기가 한 번 더 주천되면 양신陽神이 되고, 양신이 한 번 더 주천되면 비워져 허虛가 되고, 허를 한 번 더 주천시키면 합도合道에 이르는 과정이 선도仙道에서 도통에 이르는 과정이며 도를 닦는 과정이다.

보통 사람의 선천기는 하단전을 나가지 못한다. 선천기를 생체전기로 바꾸면 하단전을 나가게 되어 소모된다. 선천기는 임독자개가 되면 하단전을 나갈 수 있어 임맥과 독맥을 순환하게 되어 기 순환 능력이 무한히 커질 수 있다. 임독자개를 중요시

하는 이유이다.

임독자개가 되어 선천기가 하단전을 나가 독맥과 임맥을 통할 때 연정화기煉精化炁이다. 순환되는 기의 양이 대폭 증가하여 기경팔맥을 모두 순환할 수 있으면 연기화신煉炁化神이 이루어진다. 삼단전이 하나로 통합됨을 의미한다. 삼단전이 통합되면 순환되는 기의 양이 크게 증가하므로 십이경맥에도 통하기 시작하면 십이경맥이 강화되어 기경팔맥의 모습이 된다. 십이경맥에도 선천기가 통하게 되어 연신환허煉神還虛가 이루어진다. 기 순환 능력을 키워 십이피부에 까지 선천기가 통하게 되면 온 몸의 경락이 통합되어 연허합도煉虛合道에 이르게 된다.

'호호 기 순환 운동법'은 위기 상황이 아닌 평상시의 운동으로 심장 박동 수를 늘리지 않고 심장의 박동 주기와 단전호흡의 주기를 일치시키는 운동이다. 근육펌프와 호흡펌프를 일치시키고 복압의 생성을 극대화하고, 기의 흐름과 혈액의 흐름을 일치시키는 운동을 함으로써 체력의 생성과 심장의 기능이 극대화되어 심장을 효과적으로 단련할 수 있다. 기 순환이 잘 되는 자세와 바른 자세로 운동을 함으로서 자세를 바로잡고 젊어지는 운동이다.

무산소 운동으로 체력의 생산이 4~5배로 이루어지므로 생산량이 소모량을 월등히 초과해 체력의 증가율이 극대화된다. 몸과 마음과 호흡을 일치시키는 운동이므로 정·기·신이 일치를 이루어 깨달음을 얻고, 젊어지는 운동이므로 기적의 운동법이라 할 수 있다. 흡식과 호식을 번갈아하는 정상적인 호흡과 운동으로는 결코 이루어질 수 있는 현상이 아니다.

체력을 효과적으로 키워 창조주의 뜻에 일치하는 일을 함으로써 사랑의 에너지를 되돌려 받으면 건강과 젊음, 기쁨과 행복을 누리며 깨달음을 얻는다. 노인이 되면 지혜가 생기므로 체력이 떨어진 상태라도 마음을 긍정적으로 바꾸어 체력을 키우면 사랑의 실적을 원하는 대로 올릴 수 있어 삶의 목적을 달성할 수 있다. 심장이 단련되어 튼튼해져 일을 함으로써 다른 사람을 행복하게 한 만큼 나의 행복으로 되돌아오고 삶의 실적이 된다. 건강과 젊음, 기쁨과 행복은 모두 사랑의 피드백이다. 사랑은 서로 나누고 베풀어야 사랑의 에너지로 되돌아온다. 자기희생이 없는 사랑은 없다. 자기희생이 크면 클수록 큰 사랑이 된다. 사랑은 서로 나누고 베풀어야 한다.

# 체력과 수명을 늘리는 방법

2015년 10월 20일 초판 1쇄 인쇄
2015년 10월 25일 초판 1쇄 발행

지은이 / 안상규
펴낸이 / 안상규
펴낸곳 / 도서출판 도곡

주  소 / 06205 서울 강남구 도곡로 63길 25, 2층(대치동, 서진빌딩)
전  화 / 02-552-7660
이메일 / dogokbooks@daum.net
해외연락처 / vsahn@hotmail.com
등록번호 / 제 2013-000056
등록일자 / 2013년 02월 21

ISBN 979-11-9511324-2-3   03510